心理和谐

与

健康促进

（第二版）

李红政

雷美英

曹玉萍

主　编

广西教育出版社·南宁

XINLI HEXIE YU JIANKANG CUJIN

图书在版编目（CIP）数据

心理和谐与健康促进 / 李红政，雷美英，曹玉萍主编. -- 2 版. -- 南宁：广西教育出版社，2022.11（2023.9 重印）

ISBN 978-7-5435-9018-2

Ⅰ. ①心… Ⅱ. ①李… ②雷… ③曹… Ⅲ. ①心理健康-健康教育 Ⅳ. ①R395.6

中国版本图书馆 CIP 数据核字 (2022) 第 111699 号

策划编辑：孙华明　　　　　　装帧设计：杨　阳
责任编辑：孙华明　　　　　　责任技编：蒋　嫒

出　版　人：石立民
出版发行：广西教育出版社
地　　　址：广西南宁市鲤湾路 8 号　　邮政编码：530022
电　　　话：0771-5865797
本社网址：http://www.gxeph.com
电子信箱：gxeph@vip.163.com
印　　　刷：广西壮族自治区地质印刷厂
开　　　本：890mm×1240mm　1/32
印　　　张：7
字　　　数：120 千字
版　　　次：2020 年 7 月第 1 版　2022 年 11 月第 2 版
印　　　次：2023 年 9 月第 2 次印刷
书　　　号：ISBN 978-7-5435-9018-2
定　　　价：35.00 元

如发现图书有印装质量问题，影响阅读，请与出版社联系调换。

编　委　会

主编简介

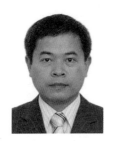

李红政

精神医学博士，应用心理学博士后，硕士生导师。现为联勤保障部队第九二三医院精神心理科主任医师，兼任中国心理学会军事心理学专业委员会副主任委员、全军心理学专业委员会副主任委员、广西医学会精神病学分会副主任委员、中国心理卫生协会首批认证督导师。立三等功3次，4次享受军队优秀专业技术人才岗位津贴。

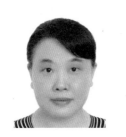

雷美英

广西医科大学第二附属医院心理卫生中心副主任医师。兼任广西心理卫生协会常务理事、广西精神疾病残疾评定及慢病评审专家。先后在原解放军第一九一医院、原第四军医大学西京医院、联勤保障部队第九二三医院和驻香港部队医院从事精神卫生工作28年。担任5部著作的主编或副主编。

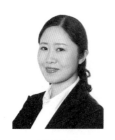

曹玉萍

医学博士，美国耶鲁大学访问学者，中南大学湘雅二医院主任医师、教授、硕士生导师。兼任中国心理卫生协会心理咨询与心理治疗专业委员会副主任委员，中国心理学会临床与咨询心理学委员、注册督导师，国家健康科普专家库首批成员，中国科普作家协会理事、心理科普创作专业委员会副主任委员，湖南省科普作家协会副秘书长、心理健康专业委员会主任委员。主编著作5部。

前　言

　　心理健康问题是影响社会发展的重大公共卫生问题和社会问题。当前，个体心理行为问题及其引发的社会问题日益凸显，引起社会广泛关注。一方面，心理行为异常和患有常见精神障碍的人数有增多趋势，个人极端情绪引发的不良事件时有发生，成为影响社会稳定和公共安全的危险因素。另一方面，社会心理服务体系尚不健全，现有的心理健康服务能力和方法不能完全满足人民群众的实际需求，公众对焦虑症、抑郁症等常见精神障碍和心理行为问题认知率低，社会偏见和歧视广泛存在。对精神卫生工作者而言，如何宣传"精神疾病可防可治、心理问题及早求助、身心同健康"等精神卫生核心知识？如何引导公众正确认识精神障碍和心理行为问题、正确对待精神障碍患者？如何加强心理健康服务、促进社会心态稳定和人际和谐、提升公众幸福感？……这些都是亟须研究解决的问题。

　　从事精神卫生工作30余年，我们深知全面普及心理健康知识的重要性，因此，在尽力做好精神科临床工作的同时，也在努力做些科普工作。自2006年开始，我们重点在精神障碍筛查和诊疗、心理行为问题风险评估、心理健康促进等领域开展工作，也尝试在这些领域做了一些科学普及工作，积累了一些经验，当然也遇到过不少新问题。2018年，我们成功研发了《精神障碍筛查与风险评估系统》软件，建立了相应的实施方法、判别标准、工作流程和培训体系。该系统创新性整合了心理测评、精神障碍线索筛查和半结构式心理访谈三个常用技术，并基于精神障碍临床诊断思维建立了用于筛查的计算机自动判别逻辑关系，对精神障碍及其高危行为具有早期识别和预警功能。然而，有好的方法和工具，不一定就能产生好的应用效果。我们发现，很多人不懂心理卫生基本常识，不了解心理行为问题特征，不知道心理异常伴发的行为风险，不重视心理服务，以致精神障碍筛查和风险行为预警工作难以有效展开。为了更好地普及心理健康常识，我们于2020年7月编写出版了《心理和谐与健康促进》（第一版）。该书主要由在心理学、精神病学和心理健康教育领域从事一线工作近30年的专家教授们编写，文字简洁，重点突出，文笔风趣，图文并茂。自发行以来，该书受到了广大读者好评。

时隔两年，我们发现书的内容需要进一步补充完善，才能紧跟时代步伐，更好地为读者答疑解惑。于是，我们梳理读者反馈与需求，总结临床和科普工作经验，结合社会热点问题，在原有内容基础上新增加了部分内容，并且重新调整了篇章结构，编写形成了内容更加丰富、条理更加清晰的《心理和谐与健康促进》（第二版）。第二版内容包括学点心理常识、认识精神世界、了解心理障碍、早期识别干预、维护心理健康、促进社会和谐六个部分，主要涉及心理健康基本常识、积极心理品质及其养成、心理行为问题早期识别、精神障碍诊疗与康复、心理安全管理等150多个知识点。该书适合家庭、社区、医院、学校、部队和企事业单位的相关人员使用，尤其对开展心理行为问题早期识别、精神障碍诊疗与管理、危险行为评估与处置、心理健康教育与培训、心理咨询与疏导等工作具有参考价值。

感谢编委会全体成员对该书出版付出的诸多努力！感谢空军军医大学刘旭峰教授、海军军医大学唐云翔教授、陆军军医大学杨国愉教授以及广西科学技术普及传播中心曾旻老师的精心指导！感谢广西教育出版社大力支持！

由于编者水平有限，对部分知识点的理解、分析可能存在不妥之处，望专家、同道和读者们批评指正！

李红政

2022 年 4 月于香港

目 录

1

三、了解心理障碍

3

四、早期识别干预

六、促进社会和谐

一、
学点心理常识

1.
身心健康，美好人生

身体上没有病，只能说明一个人身体健康。只有身体、心理和适应社会的能力均保持良好状态才是真正的健康。

心理健康表现为人的心理活动与社会、自然环境协调一致，人的认知、情绪和行为高度统一，人的性格、气质相对稳定，人的工作、生活和社交能力保持完好。

2.
不是人人都有心理疾病，
但是人人都有心理需求

心理疾病是由多种原因导致的认知、情绪和行为偏离常规，给自己造成痛苦，或给他人带来麻烦的异常心理现象。大多数人是相对健康的，不是人人都有心理疾病，但几乎人人都有心理需求。一般认为，人有以下心理需求：

（1）爱的需求；

（2）对安全感的渴求；

（3）自我实现的需求；

（4）被认可的需求；

（5）对新体验的渴望；

（6）自尊心的满足。

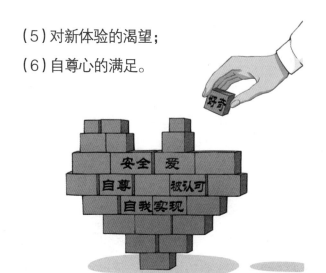

3.
不可忽视的心理素质

　　心理素质是人的整体素质的一部分，是在先天素质的基础上，经过后天环境与教育的影响而逐步形成的。心理素质包括认知能力、情感品质、意志品质、气质和性格等，还包括人适应和改造自然、适应社会以及遭遇挫折后迅速恢复的能力。

　　在当今社会中，人的心理素质变得越来越重要。要增强心理素质，具体来说可以从以下几个方面入手，包括自我意识训练、智力训练、情感调控、意志培养、个性塑造、学习交流和人际交往等。

4.
心理问题不是精神疾病

　　人的感知、思维、情感、意志和行为在心理学上称为心理活动，在精神病学上称为精神活动。因此，心理与精神在这个意义上可以视为一回事。

　　心理问题是个体因现实生活压力、工作压力、处事失误等导致的内心冲突，主要表现为焦虑、紧张、人

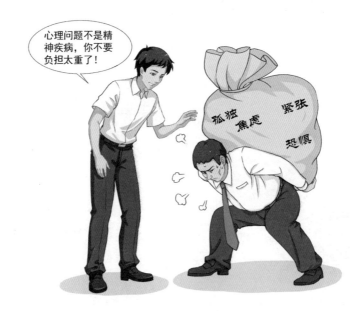

际关系适应不良等。它持续时间较短，是暂时的心理失调，对工作生活影响不大，不是精神疾病。如出现这些问题时，个体往往首先进行自我调节；如果自我调节无效，可以寻求朋友或心理咨询师的帮助。

精神疾病有时也叫心理疾病，一般表现为持久的、明显的精神活动异常，影响日常工作生活。患者往往需要寻求精神科医生的帮助。

5.
心理问题不是思想问题

思想问题和心理问题有以下不同：

（1）形成原因不同。片面、极端的思维方式是产生思想问题的主要原因；而心理问题的形成，既有生理因素的影响，也有心理因素的影响。

（2）表现形式不同。思想问题以观点、立场和态度等形式表现出来，反映的是政治立场、道德观念等方面的问题；心理问题则包括认知、情感和行为等多方面问题。

（3）属性特征不同。思想问题具有社会性、政治性和稳定性的特点，不是纯粹的个人观点；心理问题一般具有偶发性、情境性等特点，多与个人自身因素有关。

（4）处理方式不同。思想问题是站在政治高度，从国家、社会利益的角度考虑问题的，必要时可以用惩罚的方式教育处理；心理问题可以从医学、心理学等角度处理，多与健康有关，不宜用惩罚的方式解决问题。

6.
心理服务与政治教育

心理服务和政治教育有区别，也有联系。

首先，目的不同。心理服务以提高人的心理素质、促进心理健康、防治心理疾病、提高生活质量为目的；政治教育则以形成人们的政治观点、政治信念和政治信仰为目的。

其次，方法不同。心理服务重视助人自助，常常采取倾听、共情等技术方法开展工作；政治教育讲究的是育人，多采用教育、教导、训斥、惩戒等方法。

在现实工作中，心理服务与政治教育互为补充。比如，在进行政治教育时，对心理行为存在问题的人员开展心理服务，可消除心理上的抵触，为政治教育的顺利进行提供支持。

7.
有些心理现象不必害怕

人们在光线暗淡、极端疲劳、强烈恐惧、将睡未睡、将醒未醒等特定情况下，可能出现一些平时很少出现的心理现象。这些现象包括：疲劳感；紧张、焦虑；心情郁闷，不想理人；"杯弓蛇影""风声鹤唳"等类错觉现象；凭空闻声、视物等类幻觉体验；反复关门、核对、洗手等类强迫现象；正常人的自笑、自语；等等。

一般情况下，这些现象持续时间短、程度轻，个体可以自我调节和控制，影响不大。不能认为出现以上心理现象就一定患有精神疾病。

8.
运动伤与心理状态有关

随着人们对健康的需求越来越迫切，越来越多的人参与到运动中。运动、训练在增强个人的体质和提高健康水平的同时，也导致了运动伤，尤其是在专业运动员和特种人员的训练中，运动伤的发生率较高。研究表明，运动伤除了与运动条件、运动方法、身体素质等有关，还与心理状态密切相关。与运动伤相关的心理状态包括：

情绪不稳，注意力不集中；

精神紧张，协调能力下降；

惧怕训练，勉强上阵；

消极避训，失手致伤；

盲目自大，麻痹思想；

别人受伤，反思后怕；

过分热情，训练蛮干；

居功骄傲，疏忽大意。

调整好心理状态，可有效防止运动伤的发生。

9.
适度紧张有助于潜能发挥

人们在遭遇车祸、地震等危险时，出现紧张、害怕、恐惧等情绪，这很正常；在重要的考试、大型演讲

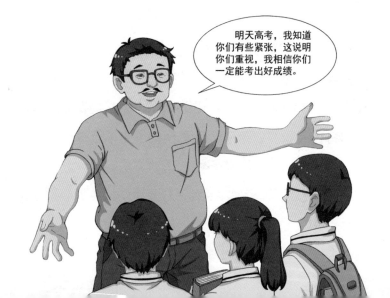

或军事演习等情境下，出现适度紧张、担心，这也可以理解。要求自己在日常工作生活中没有紧张焦虑情绪，这难以做到，也是没有必要的。

一点都不紧张对完成任务不一定是好事，相反，适度紧张能让人保持兴奋、集中注意力、增强警觉性，这样更有利于潜能的发挥，应对困难处境。而过度紧张或长时间焦虑则会给人带来不良影响。

10.
"大姨妈"来了不用担心

很多女孩在经期时出现情绪波动和身体不适的现象，主要表现为闷闷不乐、烦躁、焦虑、易怒、疲劳、头痛、乳房胀痛、腹胀、浮肿等。造成这种情绪波动和身体不适的原因主要有两个方面：（1）性激素分泌的变化；（2）心理和社会环境等因素。

对"大姨妈"不用担心。经前注意劳逸结合，避免烦恼与争吵；了解经期自己的生理变化，认识自己的心理状态，有助于消除恐惧、焦虑；经期结束后，若心理与身体的不适仍不见好转，应及时寻求医生帮助。

11.

认知偏差缘何而来

评价一个人、一件事，不同的人可能评价结果不一样。对此，心理学上的解释包括以下几种。

（1）首因效应，是指第一印象对人认知的影响。与人初次接触所形成的印象往往是最鲜明、最牢固、最深刻的，并对以后的人际交往产生影响。但因初次接触时对人的了解并不全面，认知会产生偏差，所以不可以第一印象的好坏作为评价他人好坏的标准。

（2）近因效应，是指近期印象影响了人的多方面评价。新近获得的信息刺激强，给人留下的印象清晰，掩盖或冲淡了以往的有关印象。因此，评价他人时，不能只看一时一事，而要全面地、历史地看问题。

（3）晕轮效应，是一种以点概面、以偏概全的认知倾向。比如，如果认识到一个人具有某种突出的优点，就认为这个人其他方面也都好。

（4）刻板效应，是一种比较固定的看法。在认识某人时，人们一般会根据其职业、性别、年龄、文化水平等对其进行分类，把相关的某些典型特征赋予这个人，并据此对此人进行判断。比如，人们一般认为农民淳朴、老年人保守、青年人激进、女性柔弱等。

（5）投射效应，是把自己的情感、意志投射到他人身上，并强加于人的一种认知倾向。比如，一个心地善良的人会认为别人都是善良的，一个经常说谎的人会认为别人也经常说谎。

12.
了解精神刺激及其反应

被人辱骂后情绪激动、愤愤不平；看到恋人的分手信后悲痛欲绝、精神不振。这里的"辱骂"和"分手信"是语言文字刺激，属于精神刺激；"情绪激动"和"悲痛欲绝"是受到精神刺激后出现的心理反应。

发生的事件是否会成为精神刺激与人的需求有关。如运动员训练拉伤右上臂，对一个训练认真的人来讲，右上臂拉伤是其所不希望的，可能对心理造成不良影响，此时"右上臂拉伤"这一事件就变成了精神刺激，影响情绪；但是，对一个想逃避训练的人来讲，右上臂拉伤可以让其达到逃避训练的目的，这时拉伤可能不会成为他的精神刺激。

同一事件发生在不同的人身上引起的心理反应不

相同，除了受个人需求影响之外，还与个体一贯的认知方式、性格特征等有关。

13.

某些躯体疾病与精神压力有关

有些人精神受刺激后可能会出现心跳加快、血压升高、胃肠运动节律改变、排尿功能变化、性功能改变以及睡眠节律改变等现象。这些常常是一过性的，在刺激作用和威胁情景消失后，可以自行恢复，不会给人带来严重影响。

少部分人在受到强烈、持久的精神刺激后，可能会产生某些躯体疾病。在这些躯体疾病的发生、发展、治疗和预防过程中，心理因素起着非常重要的作用，因而这些躯体疾病被称为心身疾病。常见的与心理因素密切相关的躯体疾病如下：

消化系统：慢性浅表性胃炎、消化性溃疡、溃疡性结肠炎、肠易激综合征、神经性厌食症与神经性贪食症等。

心血管系统：高血压、冠心病、心律失常等。

皮肤疾病：荨麻疹、湿疹、脂溢性皮炎、痤疮、斑秃、神经性皮炎等。

内分泌疾病：甲状腺功能亢进症、糖尿病、痛经、月经不调、绝经期综合征、性功能障碍等。

其他疾病：支气管哮喘、紧张性头痛、血管性头痛、雷诺病、慢性腰背痛等。

对于胃溃疡、高血压、哮喘等心身疾病的患者，医生在治疗时应心身同治，患者自己也要注意调整心态，尽量缓解精神压力。

14.
神经病不是精神病

很多人常常错误地把神经病和精神病混为一谈。每当听到人家说"神经病"，马上就会想到"疯子""傻子"。其实，神经病和精神病是两种完全不同的疾病，不能混为一谈。

精神病，俗称精神失常，一般来说特指医学上的重性精神障碍，是大脑功能紊乱的表现。如莫名其妙地自言自语，哭笑无常；有时对空怒骂；有时衣衫不整，甚至赤身裸体于大庭广众之前；等等。

神经病是神经系统出现病变所致的疾病，如脑卒中、帕金森病等。患者患病后出现手脚发抖、行走不稳、四肢运动困难、肢体麻木、抽筋、昏迷、大小便不能自控、瘫痪或乏力等症状。有些神经病患者也会表现出精神失常，但这种精神失常和精神病人的精神失常有所不同，医生可区别开来。如果遇到精神病患者看病，应当建议他到精神病院或精神科就诊；而神经病患者，则应该到神经科就诊。

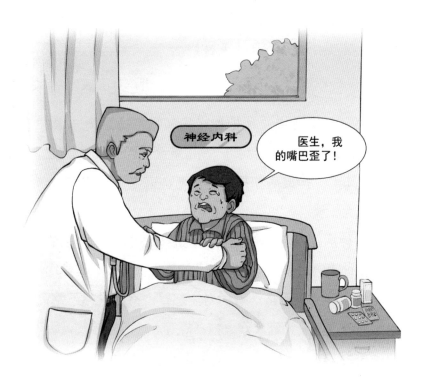

15.
精神病不一定会遗传

精神病的发病与遗传、躯体状况、性格及社会环境等因素有关。少数精神障碍有遗传倾向性，例如，父母如果有一方患精神障碍，那么儿女患精神障碍的可能性就较普通人家的孩子大。但精神障碍患者的子女不一定会患精神病，是否患精神障碍还与许多其他因素有关。

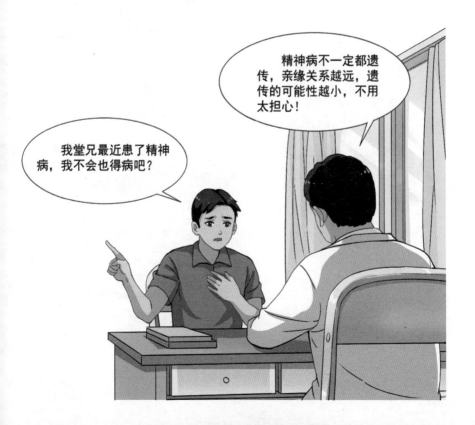

16.
了解精神卫生法

2012年10月26日，第十一届全国人民代表大会常务委员会第二十九次会议通过《中华人民共和国精神卫生法》，并于2013年5月1日起正式实施，这标志着我国精神卫生工作走上了法制轨道。

《精神卫生法》共七章八十五条，对精神卫生工作的方针原则和管理机制、心理健康促进和精神障碍预防、精神障碍的诊断和治疗、精神障碍的康复、精神卫生工作的保障措施、维护精神障碍患者合法权益等都做了详细规定。

《精神卫生法》有许多亮点。其中最大的亮点就是花了大量的篇幅强调心理健康促进与精神障碍的预防。要求政府、学校、医疗机构、社区等学习和了解精神卫生知识，鼓励宣传、普及精神卫生知识，关注学生、家庭成员的心理健康状况等。

2018年4月27日，《精神卫生法》再次修正，得到了进一步完善。

二、
认识精神世界

1.

正常人也可能有幻觉体验

幻觉是一种虚幻的知觉，是指缺乏客观刺激时，个体产生的主观感知体验。例如，当周围没有人讲话时，却能听到讲话的声音（听幻觉）；周围没有人，却看到有人存在（视幻觉）；食物没有变质发臭，但能闻到臭味（嗅幻觉）；等等。

精神障碍患者可出现幻觉。但是，出现幻觉体验不一定就是患了精神病，正常人在一些特殊情况下也可能出现短暂的幻觉体验，这些特殊情况包括：极度恐惧的情景，如飞机即将失事、远航的船舶即将沉没时；极度疲劳状态，如连续睡眠剥夺时；似睡非睡、似醒非醒的特定睡眠时期；环境极度安静或极度嘈杂的情况；等等。

当然，如果幻觉体验持续、大量存在，自我不能识别，影响个人生活，则需要及时就医，请精神卫生专业人员鉴别诊断。

2.

他有精神病吗

半年来，16岁的晨晨像变了一个人似的，孤僻少语，不参加集体活动，整日神神道道，自言自语，躲避周围的人，容易受到惊吓。近两个月来，晨晨逐渐消瘦，不理发、不洗澡，天天穿同一套衣服，并且晚上常常不睡觉。晨晨是不是患精神病了呢?

俗称的"精神病"一般指严重的精神障碍，患者的思维、情感、意志、行为等精神心理活动出现持久的明显的异常，不能正常地学习、工作、生活，其言行难以被一般人所理解。在病态心理的支配下，有的患者甚至出现自伤、自杀或攻击、伤害他人的行为，影响安全管理。

晨晨虽然没有出现明显的危险行为，但其精神活动与既往相比有了明显的变化，比如日渐孤僻、生活懒散、不愿见人，这影响了他的社会功能，为谨慎起见，可以建议晨晨接受精神卫生专业人员的帮助。

3.
精神怎么"分裂"了

人的精神活动包括感知、思维、情感、意志等心理活动过程，是一个相互关联、相互协调、有机统一的整体，而且与周围环境也是协调一致的。所谓"精神分裂"是指精神活动之间或者这些精神活动与环境之间出现不协调、不统一。如果一个人的精神活动出现了明显的不协调、不统一，那么这个人很可能出现了精神问题，多为精神分裂症。

精神分裂症是一组病因未明的精神障碍，多起病于青壮年，是以基本个性改变，思维、情感和行为"分裂"，以及精神活动与环境不协调为主要特征的精神障碍。患者通常意识清晰，智能尚好，有的病人在疾病过程中可出现某些认知功能损害，如果不予以治疗，病程多迁延，且呈反复加重的恶化趋势，少部分病人最终走向精神衰退。

4.
找不到来源的声音——幻听

"你是傻子、笨蛋""公安局要来抓你了""他们就在楼下"……小黄被这些无处不在的声音搞得焦头烂额，疲惫不堪，疑神疑鬼。家人也很疑惑："为什么我们都听不见，唯独她能听见？"小黄这是怎么啦？其实这些都是幻听的表现。

幻听是出现于听觉器官的虚幻的知觉，多见于精神疾病。在没有外界声音刺激的情况下，患者听到言语交谈的声音。这些声音通常比较清晰，可以是单个人说话的声音，也可以是多人说话的声音。有时能分辨出是男是女、熟识的或是陌生的，有些能明确指出声音所在的地点。幻听的内容多种多样，常为评论、谩骂、诽谤、指斥、讽刺，甚至威胁、命令等。因而患者常为此苦恼、愤怒或不安，出现侧耳倾听或自言自语，凭空与人对话或争论，甚至大声叫骂、冲动打人、砸东西、自伤等行为。有些患者还会用棉絮、碎纸屑或其他物品塞住外耳道，以回避"天外来音"对自己的影响。

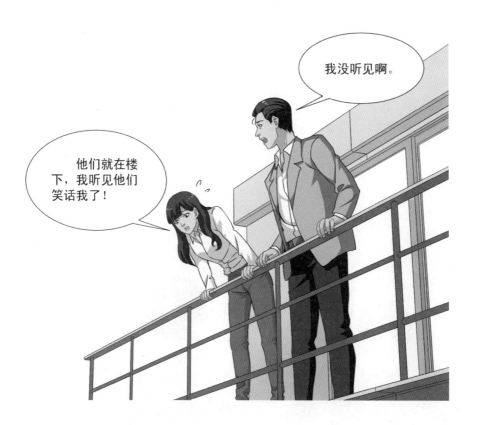

5.

有人要"杀"我——被害妄想

"喂，110吗？我要报案，有人要置我于死地，你们快来救我！"警察接到报案后迅速赶到现场并展开调查，发现并非事实。小王的父母告诉警察："我们已经跟他说过很多遍了，没有人会害他，但是他总是不相信，反而认为我们和别人串通一起害他。"

小王的行为是被害妄想的表现。被害妄想是精神疾病常见的症状之一，主要表现为病人在没有任何事实依据的情况下，坚定地认为某个人或某些人对自己或家人不利，认为他们会对自己或家人进行攻

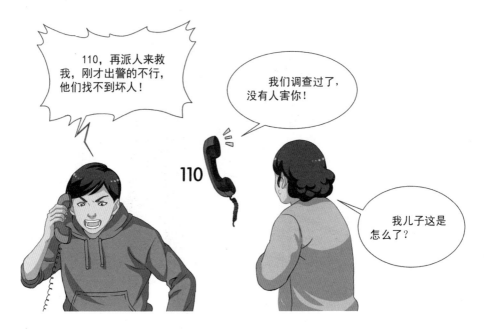

击或迫害，整日疑神疑鬼；有的甚至怀疑自己的亲人迫害自己。病人因此产生害怕、恐惧、愤怒等情绪，甚至在妄想的支配下，出现相应的防御行为，如拒绝吃饭喝水、在外逃亡、反复报警、自杀或伤害他人等。

6.
异样的敏感——关系妄想

妈妈眼中一贯乖巧的小海，这个学期经常跟同学争吵，或者独自待在宿舍不上课，有时将同学的水杯打翻。清明节过后，小海拒绝上学。他认为大家都在欺负他，比如，他认为上课时最后排的同学故意敲水杯向他示威，旁边同学咳嗽是在嘲笑他，走在路上全校学生对他指指点点，老师讲课时也含沙射影地针对他，所以他感到学校是待不下去了，否则会被"唾沫星子淹死"。但经调查了解，事实并非如此。

经精神科医生判断，这就是精神障碍常见的症状——关系妄想。出现关系妄想的精神障碍患者坚信周围环境中本来与自己无关的现象与自己有关。例如，看见别人咳嗽或吐痰就觉得是别有用心地针对自己，看电视、网络直播、新闻、群聊信息等内容时也坚信这是在指桑骂槐地说自己。

7.

闯进大脑的思维——思维插入

　　小新最近常常突然说一些奇怪的话，过后却解释刚才的想法不是自己的，是自己的脑子被强行放进了别人的想法。小新有时在工作汇报中莫名其妙地停下来发呆，但很快又接了上来。这种强行插入的感觉影响了小新的工作及人际交往，他深感苦恼。

　　怎么会有别人的想法进入自己的大脑呢？这是精神障碍的一种表现，即思维插入。思维插入是指患者感受到自己大脑中的某些想法不是自己的，而是别人通过

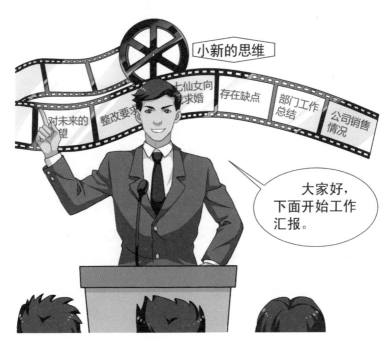

某种方式放入自己脑子里的。插入的思维内容常常是怪诞的，并常和患者自己的想法不一致。例如，当患者在思考"周末如何安排春游活动"时，脑海中突然出现"抢银行"这个与思考对象无关的内容，因而感到自己的思维不受自己的意志支配。

8.
被操控的人生——被控制感

　　25岁的小王近来经常做一些奇怪的事情。医生问他原因，小王说："这不是我要做的，我是被人控制了！

想做什么却不能做，我的脑子似乎被什么影响了。不想笑的时候他偏让我笑，不想哭的时候却让我哭，我的言语行为都不受自己控制了。"

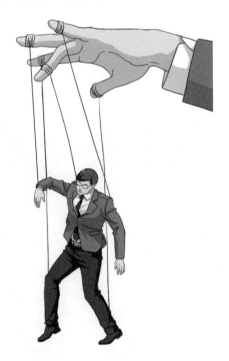

　　这些表现就是被控制感（又称物理影响妄想），是精神异常的典型表现。被控制感的患者坚信自己的想法、语言、情感和行为等被外力所干扰、控制、

支配或操纵，而不受自我的控制。患者甚至认为自己的内脏活动（如胃肠蠕动、血压、脉搏等）都受外力操控。患者能感觉到被控制了，但不一定清楚自己是被什么控制的。

9.

我没有隐私了——内心被揭露感

天天很委屈，流着泪向奶奶诉说，"我没有隐私了，他们都知道我在想什么，感觉自己像被扒光了丢在人群中，太可怕了"，"我刚感觉饿了想去吃饭，还没说也

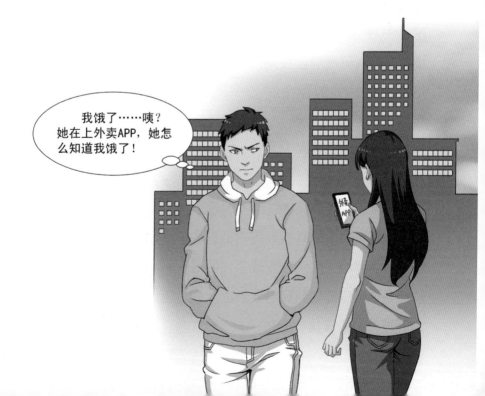

没行动，我朋友就把外卖 APP 打开了"，"我刚想上厕所，就有人在拿卫生纸"，"我刚想到外面散散心，就有人说我'孬种'，他们肯定知道我在想什么"。

这是内心被揭露感，又称被洞悉感，是一种具有诊断价值的精神症状。患者认为自己所想的事情虽然没有说出来，但是众人都知道了。虽然患者自己也不清楚这些想法是怎样被人所知道的，但确信已经人尽皆知，甚至搞得满城风雨。

10.

语无伦次难沟通——思维松弛

"我是学生，我经常去打羽毛球，要好好学习知识，不思考就是不好好学习，锻炼身体是革命的本钱，我希望大家都能过上小康生活，人要经常思考，要充实业余生活，人人都要努力实现我们的梦想。"周围的人对小王这段话感到莫名其妙。

这是思维松弛的表现，思维松弛是指概念之间的联想出现问题，缺乏内在联系，也缺乏逻辑关系。病人在说话或者书写的时候，每句话结构还算完整，但上句与下句之间缺乏联系，变成语句的堆积，让人觉得这人东拉西扯不知道他到底想要表达什么。思维松弛的程度较轻时，句子与句子之间有一定的联系，但是段与段之间缺乏联系，总体内容没有中心思想，使人难以了解他阐述的主要问题是什么，交谈费力、难以深入。如果在意识清晰时出现上述表现，多见于精神分裂症。

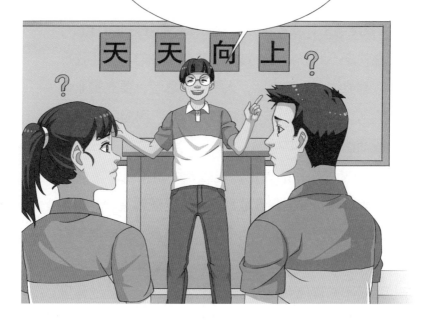

11.

无欲无爱可能也是病——阴性症状

　　妈妈发现17岁的小王近两年来变得越来越不爱说话，不愿搭理人，总是一个人坐在沙发上发呆，不上学，也不出去玩；情感变得冷漠，就连自己最爱的宠物死了也不伤心；越来越不讲卫生，大热天不洗澡不换衣服，吃剩的方便面随手就放在桌上，屋子里面又脏又臭。妈妈很着急，将小王送到医院就诊，医生诊断其患上了"精神分裂症"。

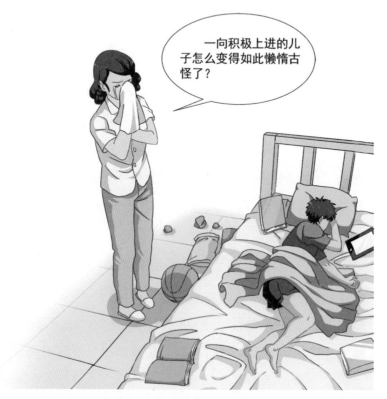

小王的这些表现是精神分裂症的阴性症状。阴性症状可在思维、情感和意志活动三个方面表现出异常：思维异常包括说话内容简单，回答问题的反应时间延长；情感异常包括表情减少或缺乏，对情感刺激的反应减少甚至完全没有反应，对周围的人漠不关心；意志活动缺乏表现为不讲卫生，不愿出门，没有向往和追求。

判别阴性症状需谨慎，不能简单地将懒惰、不良习惯视为精神异常。

12.
无边的黑暗——心境低落

"像是掉进了无底的黑洞"；"无力感充斥着全身"；"生活百无聊赖"；"他人都在享受生活，而我无精打采"；"平时让我快乐的事我现在提不起一丝兴趣"；"行尸走肉般活在这个世界上"；"哪儿也不想去，什么也不想做"；"每一秒钟的呼吸都让我感觉生不如死"；"外面阳光灿烂，我像世界末日来临"；"我无力抗拒黑洞引力，我已精疲力尽"……

苗苗同学非常难受，感到像有黑暗的旋涡把自己一步步往下拉，开始时她还能极力掩饰内心的痛苦，强颜欢笑，但后来痛苦、无助感越来越强烈。一天凌晨，她发完微博后在家中割腕自杀。庆幸的是，正好有同学看到微博并及时打电话告诉她父母，她被送到了医院，最后诊断为抑郁症。

心境低落是抑郁症的核心症状，主要表现为显著而持久的情绪低落和悲观。轻度抑郁者会闷闷不乐，缺乏愉悦感，兴趣减退，动力下降；重度抑郁者会感到度日如年、悲观绝望、痛不欲生，活动明显减少，反复出现自伤、自杀的念头及行为。交流过程中，患者一般低头沉默，眉头紧锁，眼神忧伤，面色憔悴，也可能因内心痛苦而哭泣；也有少数患者压抑内心痛苦，强颜欢笑，表现为微笑型抑郁，这类患者自杀风险极高，且容易误诊；另有部分患者可同时出现烦躁、焦虑、易激惹等情绪问题，或出现凭空听到声音的类幻觉体验。

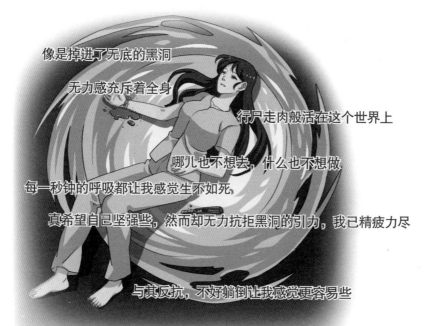

13.

"生锈"的脑袋——思维迟缓

"同学，打几两饭？什么菜？"看着半天不点菜的琳琳，食堂阿姨主动问道。

"……一两……"琳琳慢吞吞地回答。

"打什么菜？快点，后面还有很多同学等着呢！"阿姨催促道。

"……黄瓜……"品种齐全的饭菜，对于她来说很难选择，而且半天想不出一个词。

琳琳感到她变笨了，以前考试、写作文，下笔如有神，一气呵成，现在不管是听课、自习，还是和别人

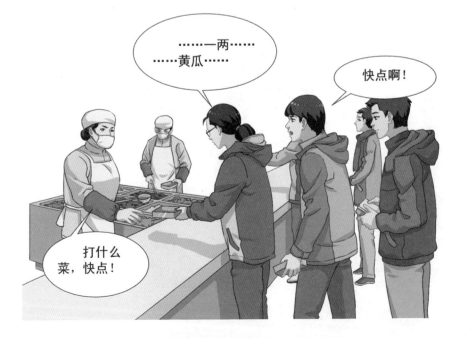

谈话，她都要想好久，感觉脑子像生锈了似的。同学们也发现，从前说话都喜欢旁征博引的琳琳，现在变得反应迟钝、声音低沉、语速缓慢，谈话内容也变得单调。

琳琳"变笨""脑子生锈"的感觉是典型的思维迟缓的表现。思维迟缓表现为思维活动显著缓慢，联想困难，患者感到思考问题吃力，反应迟钝。现实生活中，患者话少，讲话速度缓慢，严重者无法正常交流。思维迟缓往往合并有情感低落，是抑郁症的典型症状之一。

14.
不一般的"懒"——意志减退

"阿静最近一个月越来越懒了。开始时话比较少，做事越来越慢，工作好像很吃力。后来家务活也不怎么做，衣服都懒得换，门也不想出，晚饭后也不像往常出去打球或夜跑，家里来了客人也不出来打招呼，总说累、没意思。再后来吃饭都要叫好多次才肯出来吃，总是说没胃口、不想吃。最近几天，几乎24小时都躺在床上，一句话也不说，不停地流眼泪，女儿叫她也不理。看她情况不对，我把她拖来医院了。"

诊室里，阿静的丈夫向医生说明情况。而阿静则低着头，面色沮丧、憔悴。医生问她情况，也不说话，有时只是摇摇头，而后则默默哭泣。

　　住院后，阿静被诊断为"抑郁症"。阿静的上述情况是意志减退的表现。意志减退常表现为：生活被动、懒散，常独坐，疏远亲友，回避与人接触；整日卧床，闭门独居，不想工作或外出，也不愿意参加以前喜欢的活动和业余爱好；严重时患者可能不吃不喝，甚至不语不动，发展为"木僵"状态。意志减退常见于抑郁发作或精神分裂症早期，是病态表现，并非"变懒了"。

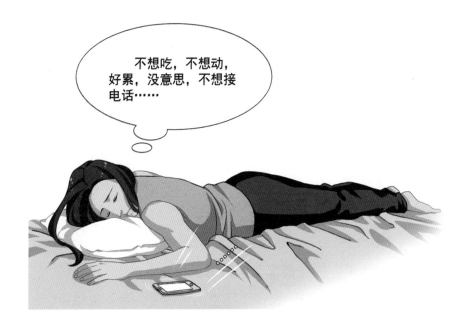

15.
高谈阔论的出纳——思维奔逸

"局长，这是我做的我市经济腾飞的提案，不出两年我们就可超越北上广！广纳贤才，与人民同呼吸共命运。天下兴亡，匹夫有责，夫子当胸怀天下……"早上，李出纳机关枪似的高谈阔论让局长摸不着头脑。

中午，李出纳激情澎湃地和社区大妈大叔们大谈"大国崛起""经济振兴全靠车头带"等，大家笑称他是"李市长"。

晚上，口干舌燥的李出纳继续向妻子鼓动："我们早上开早餐店，中午办午托，晚上办兴趣班，一个月赚

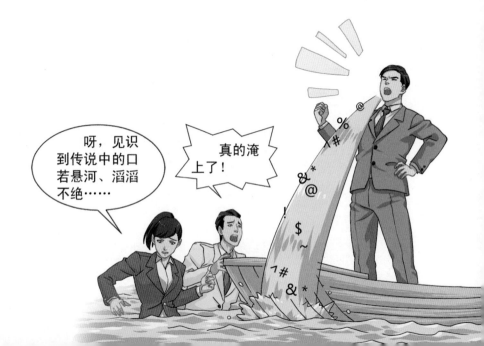

三五万没问题。你赶紧辞职，撸起袖子加油干！"

　　大家都感觉一向内敛的李出纳最近话特别多，说话速度特别快，别人都跟不上他的节奏。但他讲话的内容较肤浅，且不切实际。李出纳自己也感觉最近的思维非常敏捷，想法一个接一个地涌出来，脑子很灵光、很好用，像上了油似的，有时舌头都跟不上思维的速度。这种思维联想速度加快、思维活动量增多以及转换加速的现象，称为思维奔逸，多见于躁狂发作。

16.
开心过度可能也是病——情感高涨

　　"我是天下最幸福的人"，"我们赶上了好日子"，"生活中到处充满希望"……小张初次见到医生就主动说个不停，特别开心。小张家人介绍，他近一个月来整天笑容满面、得意扬扬；特别爱和人开玩笑、讲笑话；自我感觉特别良好，感觉自己周围的事物都特别美好，就连脏乱不堪的垃圾桶都变得可爱而美丽，充满了商机……小张还曾对家人说："我从来不知道，世界原来如此美妙！"

　　这是情感高涨的表现之一。情感高涨者主观体验特别愉快，有与环境不相符的过分喜悦，自我感觉良好，无忧无愁，甚至感到天空格外晴朗，周围事物的色彩格外绚丽，自己亦感到无比的快乐和幸福。这种高涨的心境具有一定的感染力，常博得周围人的共鸣，引起阵阵的欢笑。也有部分患者尽管心境高涨，但情绪不稳，时而欢乐愉悦，时而激动暴怒。情感高涨常见于躁狂发作。

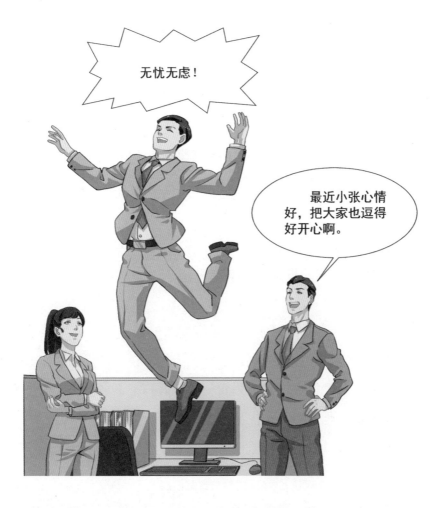

17.

"忙碌"的小陆——意志增强

"我帮你拖地板。"小陆抢过保洁员的拖把。可刚拖两下，看到一个病友拿杯子从身边经过，他便放下拖把，说："来来来，我帮你打水。"没等对方回应，他已经把杯子拿了过来。水接了一半，正好另一个病友随口说了句："哟，饭卡没钱了。"小陆立刻放下水杯，快步走到这位病友前，拿出几百块钱，说："拿去用吧，不用还。"忙碌了一会，他又打电话给家人，要家人买水果、牛奶来，送给所有的病友，说要大家"病好了早点出院"。刚打完电话，见护士在工作，就指挥护士，"这个人要打针，不打针不行"，"那个病人不用吃药，今天下午可以出院了"，等等。一整天，小陆这边插一手，那边管一下，看着很热情，但都是虎头蛇尾，成了病房里最"忙碌"的人。

小陆的行为活动是意志增强的表现。意志增强可见于躁狂发作的病人，这类病人常常精力旺盛，动作敏捷，活动明显增多，爱管闲事，好打抱不平，整天忙忙碌碌，但做事情常虎头蛇尾，一事无成。他们对自己的行为活动缺乏正确判断，常常随心所欲，不考虑后果。

比如，他们可能任意挥霍钱财，随意赠予他人钱物或乱投资等；也可能自认为才智过人，可以解决所有问题，乱指挥别人，专横跋扈，狂妄自大，自鸣得意；还可能社交活动多，随便请客，行为轻浮，且好接近异性。因自觉精力充沛，不知疲倦，患者睡眠需要明显减少。病情严重时，患者自我控制能力下降，举止粗鲁，甚至有冲动毁物行为。

18.
他不知道自己病了——自知力缺乏

"我没有病，不用治疗"，这是严重精神障碍患者常说的话。发病期间的精神分裂症患者或躁狂症患者很少承认自己有病，不愿接受治疗。即使是在治疗康复过程中，也仍有少部分患者意识不到自己患病。这种现象，医学上称为自知力缺乏，是精神障碍的重要特征之一。

自知力是指对自身精神状况的认识和判断能力。自知力缺乏的病人通常不知道自己病了，不能判断既往和现在的表现或体验哪些是病态的，常常因拒绝治疗而病情恶化，给家庭带来悲剧，甚至给社会造成不良影响。自知力缺乏不是患者主观故意为之，人们应当正确理解，并给予及时、正确的帮助。

对于自知力缺乏或不健全的严重精神障碍患者，是否强制就医应该谨慎。《中华人民共和国精神卫生法》规定：精神障碍的住院治疗实行自愿原则。诊断结论、病情评估表明，就诊者为严重精神障碍患者并有下列情形之一的，应当对其实施住院治疗：

（1）已经发生伤害自身的行为，或者有伤害自身的危险的；

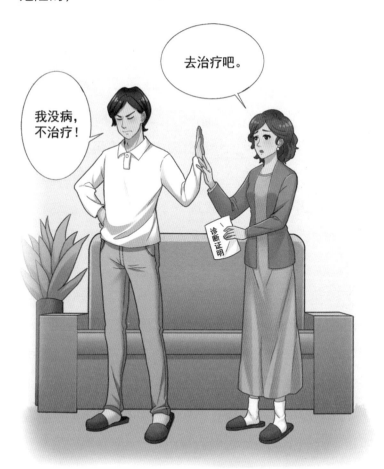

（2）已经发生危害他人安全的行为，或者有危害他人安全的危险的。

对于可能有严重精神障碍的患者，如果没有达到以上两条中的一条，可以尽量劝说患者自愿接受诊断和治疗。

19.
"留不住"的记忆——遗忘

不能回忆以往部分或全部的经历称为遗忘。遗忘的原因很多，可见于严重的脑损伤、重大的精神刺激之后，也可见于正常人。常见的遗忘形式有：

近事遗忘。表现为对新近发生的事情常常不能记忆，对于久远事件的记忆仍然保留。如刚吃完早餐就忘记了，刚买鞋子就不知道放在哪里了，找不到厕所和房间，等等。常见于大脑损伤、患阿尔茨海默病或中毒以后。

界限性遗忘。表现为忘记生活中某一特定阶段的经历，通常与该时间段内的不良精神刺激有关。

顺行性遗忘。表现为对某事件发生以后一段时间内的经历不能回忆。

逆行性遗忘。表现为对某事件发生以前一段时间内的经历不能回忆。

顺行性遗忘和逆行性遗忘通常发生在脑外伤或强烈的精神刺激之后。

20.

"说假话"的王阿姨——虚构

"大嫂，我们来啦！阿亮的女朋友在哪儿？快让我们看看！"小叔子说。

"你们来干吗？谁有女朋友啊？"王阿姨莫名其妙地看着小叔子。

"嫂子，你上周五不是专门打电话给我说阿亮要带女朋友回家，让我们一起帮相看的吗？"小叔子惊讶地问。

"我没有啊！我没打过电话呀！"王阿姨感到很无辜。王阿姨的儿子阿亮也很惊讶，说："怎么回事？叔叔，我还没有女朋友呢！"

小叔子很生气地走了，觉得被王阿姨戏弄了。类似的事情近来在王阿姨家时常发生。

家人还发现，65岁的王阿姨最近几年记性差了，经常丢三落四，经常说有人偷她的存折、身份证等物品，但过后又能在房间里找到。家人逐渐意识到，王阿姨可能病了。

经医学检诊发现，王阿姨有高血压病史，而且有脑动脉硬化症及多发性腔隙性脑梗死，存在明显的记忆和智力障碍，在现实生活中出现了记忆空白，因此常常以想象的、未曾经历的事件来填补记忆的空白，这种记忆障碍称为虚构。王阿姨"说假话"很可能是虚构的结果。

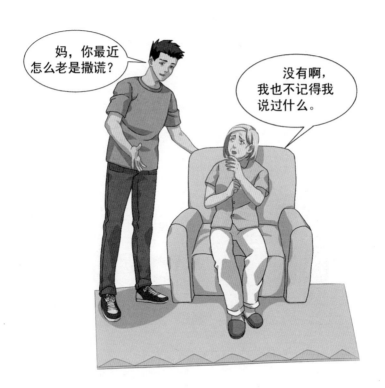

21.

恐怖的夜晚——谵妄状态

"快！快！那里有条蟒蛇，快跑啊！"晚上十点，王大爷一边恐惧地尖叫着，一边快速下床要逃离房间。儿子劝慰王大爷："没有蛇，什么也没有。"王大爷逐渐安静后，对儿子说："你是谁啊？"之后自语："天亮了，我要去打太极……"王大爷这是怎么啦？又是蛇又是乱叫，也不认识儿子——这是谵妄状态的表现。

谵妄状态是意识不清的一种表现，常见于脑器质性疾病、突然戒酒、肝脏或肾脏功能衰竭的病人。患者的意识清晰度下降，意识范围狭窄，常常表现紧张、胡

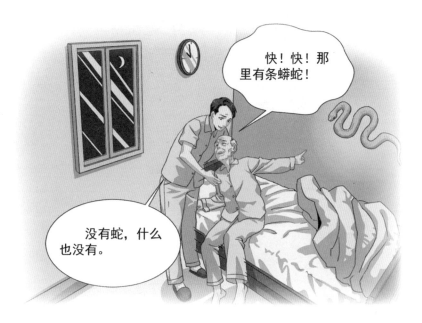

言乱语，并存在大量虚幻的体验。部分患者不认识人，不知道时间，不知道自己身在何处，甚至不知道自己是谁。虚幻体验多以幻视为主，患者常常看到实际上并不存在的生动、逼真、恐怖的物体或场面，如见到昆虫、猛兽、神鬼、战争场面等。在虚幻体验的影响下，患者常伴有紧张、恐惧的情绪反应，或同时伴有行为紊乱，甚至出现冲动、伤害性行为。谵妄状态常急性起病，病情昼轻夜重，具有波动性，一般持续数小时至数日不等。患者出现谵妄状态时，要加强安全管理。

22.

容易失控的黄大妈——情绪不稳

黄大妈最近情绪波动很大，一些很小的事情就能让她情绪失控，或痛哭流涕，或大笑不止。情绪上来了还不能劝，劝了更是停不住。有一次，黄大妈与朋友聊天，开心地说起自己的孙子，大家聊得很高兴，突然黄大妈哭了起来，说想到自己的孙子今早没吃早餐，所以感到特别难受。朋友们纷纷劝她，黄大妈却哭得更厉害了。

黄大妈有情绪不稳的倾向，是脑器质性精神障碍的征兆。情绪不稳者在一些小事影响下，或无缘无故的情况下，情绪很容易发生波动，且往往迅速发生，有时较强烈。一旦情绪被诱发，便会失控而痛哭不止或者兴奋激动，别人的劝慰反而引起当事人更加伤感或激动。

经医学诊断，黄大妈患有多发性腔隙性脑梗死，同时伴有记忆、智能损害。

23.
不是痴呆的"痴呆"

痴呆又称失智，但在有些特殊情况下，如受强烈精神刺激或处于极度抑郁状态时，会表现出类似痴呆的假象，称为"假性痴呆"。假性痴呆并非真正的智力障碍，根据诱因和表现特征的不同，假性痴呆可分为：

刚塞综合征，又称心因性假性痴呆，主要由强烈的精神刺激引起，病人对一些非常简单的问题总是给予近似而不准确的回答，往往给人以故意或开玩笑的感觉。如问：3＋4＝？答：等于6。问：你父亲今年多大？答：父亲11岁。

童样痴呆。主要表现为成年患者的言行类似孩子般的天真稚气。如成年人学着幼儿说话的声调，自称自己才三岁，见人就叫"阿姨""叔叔"等。多见于分离障碍。

抑郁性假性痴呆。指严重的抑郁症病人出现认知

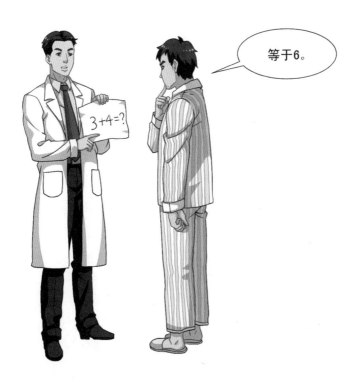

功能低下的假象，表现为类似早期痴呆的症状，如计算力、记忆力、判断理解能力下降。这类病人在抑郁症状完全缓解后，假性痴呆症状消失。

24.
惊吓出来的"木头人"——木僵

受强烈精神刺激后，有些人会出现动作行为和言语活动被完全抑制的现象，类似于"木头人""雕塑人"，医学上称为"木僵"。其主要表现如下：

受精神刺激后出现动作行为减少，并经常保持某种固定姿势，不说话、不活动、不进食，面部表情呆板，不解大小便，对刺激缺乏反应。有些人可能在晚上无人的时候起床自由活动，但白天处于抑制状态。还有些人有间发性冲动，突然出现攻击行为。接触这类人时应当注意安全。病人病情好转后一般能完全回忆起既往发生的事情，但也有些人不能回忆，或只能叙述一些令人不解的片断体验，或者归结为"做了一个噩梦"。

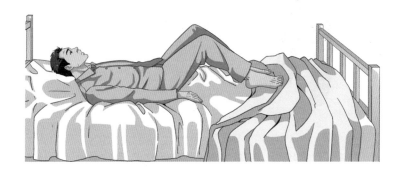

25.
烦恼源自强迫观念

"猫为什么会捉老鼠，老鼠为什么怕猫？""如果老鼠不怕猫，那么猫还会捉老鼠吗？""为什么不是猫怕老鼠，老鼠来捉猫呢？"……在回宿舍的路上，一贯认真的班长小肖，反复纠结猫捉老鼠的问题，异常烦恼。小肖经常为自己"钻牛角尖"的行为感到痛苦不堪。小肖为什么如此烦恼？

其实这是强迫观念在作怪。强迫观念又称强迫思维，是指当事人脑海中反复多次出现某一观念或概念，伴有主观的被强迫感和痛苦感，其本人完全能够意识到这一想法是不必要的、无意义的或者是荒谬的，并力图把这些想法从脑海中驱赶出去，但自己对这种想法并不能自由地加以干涉或控制，因此常有"控制不住"的体验，同时伴有烦躁焦虑的情绪，存在自我强迫和反强迫的特征。强迫观念常见于强迫症患者。

26.
爱洗手的少女——强迫行为

15岁的少女小翠，自幼就特别讲卫生。两年前某天春游，小翠和同伴在草地上玩耍，不小心双手沾到痰液，小翠随即冲洗双手。有人说一般冲洗是不能洗掉细菌和病毒的，小翠便又冲洗了几遍。回家后小翠总觉得没有洗干净，而且在网上搜索有关细菌、病毒、寄生虫之类的内容后，越来越感觉手很脏。渐渐地，小翠每日洗手十几次，甚至几十次。每次洗手需打几次香皂，每次洗十几分钟，明知没有必要，但仍控制不住，有时占用洗手间一两个小时，以致手背皮肤皲裂、破损。爸妈制止她时，小翠嘴里答应着，行为上却依旧，否则就烦躁、发火。像小翠这样，明知没有必要，却仍控制不住自己反复洗手的行为，其实是一种强迫行为。

　　强迫行为往往是患者为了减轻强迫观念所致焦虑而不由自主地采取的一些顺从性行为。比如，强迫洗手的患者，反复多次洗手，心中总摆脱不了"脏"，明知已洗干净，却不能控制自己而非洗不可；强迫检查的患者，明知事情已做好仍不放心，反复检查，如反复检查已锁好的门窗；强迫计数的患者，不可控制地数台阶，要做一定次数的某个动作，否则感到不安，若漏掉了就要重新数起；强迫仪式动作的患者，睡前脱衣鞋必按固定的流程，否则感到不安，必须重新穿好衣鞋，再按程序脱下、摆放；等等。强迫行为常见于强迫症。

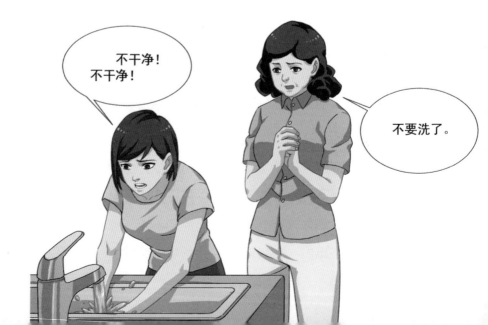

27.

谁"偷走"了你的睡眠——失眠

　　每个人一生中都有可能受到失眠的困扰。导致失眠的因素很多，对失眠的过度关注和不良睡眠习惯值得人们重视。

　　睡前过度关注睡眠，常常导致对睡眠的"预期性焦虑"。失眠者一到晚间就开始担忧害怕，害怕晚上的时光。天一暗就开始为睡眠做准备，总想排除一切干扰，对周围的一点点光亮或声响都特别敏感，一有动静就心烦意乱；总想用自己的毅力去克服失眠，于是"努力地

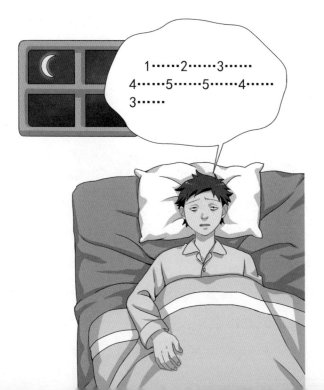

睡""使劲地睡""顽强地睡"。事实上，这样的做法让自己越"睡"越兴奋，越"睡"越清醒。另外，由于过度关注睡眠，当事人往往警觉性增高，经常反思"怎么又醒来了啊？""睡了多久了？""怎么又做梦了啊？""这个梦不会是什么不好的兆头吧？"

白天清算睡眠"账"，恶补睡眠反而常常误事。有些人早上一睁开眼睛，就开始计算昨晚的睡眠时间。因为昨晚没睡好，所以白天想方设法要把昨晚失去的睡眠补回来，争分夺秒地闭目养神、打瞌睡、趴桌子，有条件的则尽量多卧床。殊不知，白天补多了，晚上还怎么睡？于是成为恶性循环。

记住，对睡眠的过度关注和过高要求会"偷走"你的睡眠。

28.
我的世界也有梦

人的睡眠过程分为非快速眼动睡眠期和快速眼动睡眠期，两个时期以周期性方式交替。成年人整个夜间平均每个周期持续90～100分钟，经历3～5个周期后清醒。调查发现，在快速眼动睡眠期被唤醒的人中，有74%～95%的人称自己正在做梦；而在非快速眼动睡眠期被唤醒的，只有7%的人说正在做梦。

　　做梦是人类睡眠中的普遍现象。如每晚睡6～7个小时，有可能做梦4～5次。做梦后有些人能主动回忆起梦境，有些人却不能回忆；有些人能在诱导下部分回忆梦境，有些人仅仅只有梦感。

　　每个人对做梦的感受不同。研究发现，对主诉整夜做梦或梦多的人进行检查后表明，有些人并不是做梦次数多了，而是对梦的记忆增强了。而那些自称不做梦的人，他们的快速眼动睡眠期持续时间较短，容易因"时过境迁"而遗忘所做的梦。因此，自称不做梦的人并非不做梦，可能只是因为他们没有记住而已。

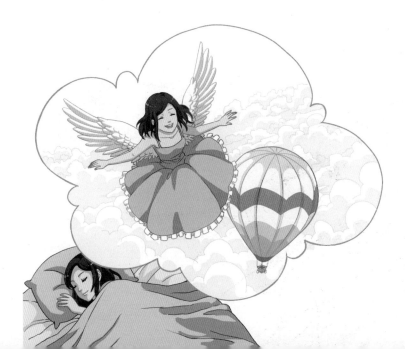

　　多梦本身不一定会真正影响睡眠，但对梦的错误认识会让人们担心害怕，影响睡眠。

29.

认识性梦——梦遗

　　最近，小赵好像变了个人，经常局促不安，见人就脸红，不愿意和别人说话，故意躲避熟人。原来，小赵连续两晚都做了相同的梦，梦见自己和异性发生了性关系，并出现了遗精。这让他感到很羞愧，认为自己做性梦是品德低下，恨不得一死了之。

　　性梦是指人在睡梦中梦见性行为，是性成熟的表

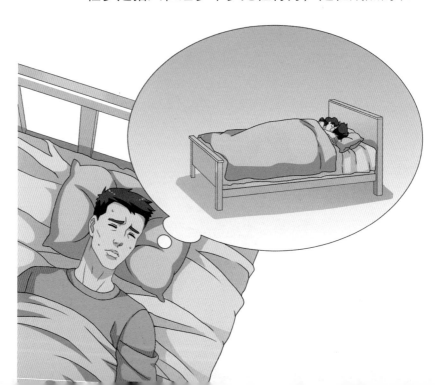

现。有70%的人经常或有时会梦见性活动，且男性多于女性。对于性发育成熟但没有性伴侣的人来说，性梦是缓解性欲冲动的途径之一。性梦的发生与睡前身体上的刺激、心理上的兴奋和情绪上的激动有一定关系，但主要和精液的充积量有关。

不必为自己有过性梦而焦虑和羞愧，应顺其自然。要知道性梦不一定是病态，更不能说出现性梦就是道德有问题。

30.
梦里"话"落知多少——梦呓

梦呓，也就是日常说的讲梦话，是睡眠中出现的喃喃自语的现象。据报道，有一半以上的人有说梦话的经历。

绝大多数梦呓伴随梦境出现，常表现为说一些单词或短句，内容往往含糊不清、缺乏意义，偶有唱歌、吹口哨的声音，一般持续时间短。清晨醒后大多不能回忆，不知道自己曾经说过什么。

梦呓对身体一般无不良影响，无须特殊处理。如频繁出现或声音太大，甚至伴随其他异常情况，需考虑是否有精神或躯体方面的疾病，必要时可在医生指导下检诊、治疗。

31.

噩梦中惊醒——梦魇

"春暖花开，蓝天白云，公园里游人如织。前面有一个古老的庭院，吸引了很多人进去观看，自己也跟了进去。庭院好像很深，走了很久都走不完。走着走着，突然感觉周围很安静，四处一看一个游人都没有了，就剩下自己一个人。这时天色突然暗下来，一阵凉风吹来，让人感到庭院里阴森森的。心里特别害怕，赶紧往回走，但走了很久都找不到出去的门。更奇怪的是，四面本来开着的门窗，竟然慢慢自动关上了。身后突然传来令人毛骨悚然的女声，回头一看竟然是一个披头散发的女鬼！赶紧往外跑！但好像根本跑不动。突然，一个骷髅迎面飞来……"自己突然被吓醒了，醒来时心脏狂跳不已，一身冷汗。5年了，小丁经常在夜里被这样的噩梦惊醒。

小丁的这种情况是梦魇。梦魇表现为一个长而复杂的噩梦，让人身临其境，常在紧张恐惧中惊醒，醒后对梦的内容能够回忆。梦魇可发生在任何年龄，儿童的发生率高达15%，成人的发生率为5%～7%。为谨慎起见，反复多次出现梦魇时，可考虑接受神经科或精神科的医学评估。

三、
了解心理障碍

1.

警惕抑郁症

年轻人经常用"郁闷"这个词来描述自己的心情，表达内心的不愉快。其实，正常人也会出现抑郁情绪，但一般与具体的生活事件有关，且持续时间短，严重程度低，多数人能自我调整，一般不影响生活。严重的抑郁情绪则可能是抑郁症的表现，是一种疾病症状，需要及时治疗。抑郁症的表现包括：

心境低落，兴趣丧失、无愉快感；

精力减退或疲乏感；

自我评价过低，自责，或有内疚感；

联想困难或自觉思考能力下降；

反复出现想死的念头或有自伤、自杀行为；

睡眠障碍，如失眠、早醒，或睡眠过多；

食欲降低或体重明显减轻；

性欲减退。

当出现上述任何四个表现，且工作、生活能力受到影响，并给本人造成痛苦或不良后果时，要警惕抑郁症的发生。怀疑患有抑郁症时要及时就医，向精神科专业人员寻求帮助。同时要加强安全防护，严防自残、自杀等危险行为。

2.

源自内心异样的痛苦——隐匿性抑郁

小张父母关系不好，多年来经常吵架、打架，以致离婚。父母的事让小张担心不已。数年后，小张逐渐觉得自己干活没精神，情绪低落，还经常头痛、腰痛、睡眠不好、食欲减退、体重下降。她总是怀疑自己后脑部长了肿瘤，或是患了甲亢，但多次到医院检查都没有

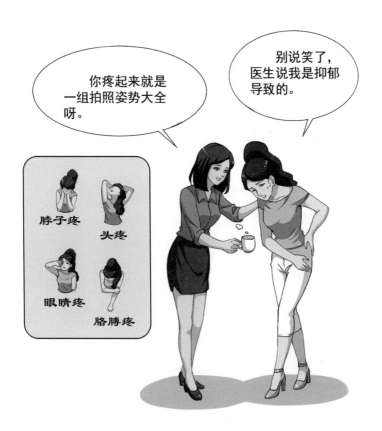

发现异常。在朋友的劝说和鼓励下，小张终于鼓足勇气看了精神科门诊。

医生认为，父母关系不好，对小张是一种长期的慢性心理压力，小张的抑郁情绪与这种心理压力有关。但这种抑郁情绪并没有表现为典型的情绪低落，而是以头痛、腰痛、睡眠不好等躯体形式表现出来，是一种隐匿性抑郁。经过医生解释和心理疏导，同时服用抗抑郁药物一段时间后，小张的问题得到了明显改善。

了解隐匿性抑郁的主要特征，对早期诊断和治疗具有重要意义。一般认为，隐匿性抑郁伴随反复持续出现的各种躯体不适，如头痛、腹部不适、周身乏力等，其抑郁情绪往往被躯体不适所掩盖，且客观检查不足以证明躯体不适和抑郁情绪是器质性损害的结果。

3.
歇斯底里发作——分离障碍

小玉，小学文化，平时性格敏感，依赖性强，对生活中的得失看得很重。去年其母亲因车祸去世，听到噩耗后她当即晕倒，不省人事，之后多次遇到不顺心的事就晕倒。一次，因为一点琐事与邻居争吵，她感到非常气愤，不停地哭喊吵闹、捶胸顿足，并且撕衣毁物，有人劝她时表现更为剧烈。情绪爆发约5分钟后，她开始大口喘气，然后缓缓倒地，双眼紧闭，表情淡漠，周边人问话不答，推她也不动，扶之亦不能站立，四肢软弱无力，但无口吐白沫、大小便失禁现象。街坊邻居在旁边议论、呼唤时，她眼角流泪，但病情没有缓解。而旁人离开大约10分钟后，她能自行站起来上厕所，然后到客厅倒开水喝。

　　小玉后来到精神心理科接受住院干预。心理医生分析：小玉与邻居争吵，其内心难以接受，非常痛苦，渴望获得他人认可，经过强烈的自我暗示后，通过躯体

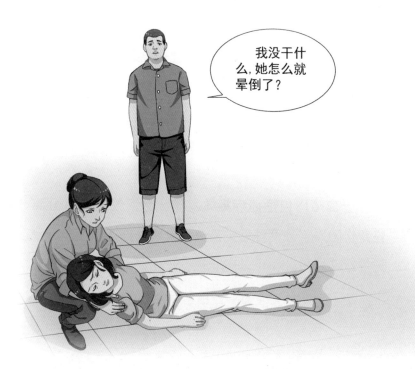

我没干什么，她怎么就晕倒了？

症状表达内心痛苦，而且症状具有做作、夸大或富有情感色彩等特点。经检查未发现器质性改变，医生诊断为"分离障碍"。

分离障碍，旧称"癔病""歇斯底里"，是一种由明显的精神刺激、不可解决或难以忍受的自我矛盾冲突，作用于易病个体所导致的精神障碍。患者往往表现为选择性遗忘或者情绪爆发，在他人看来可能就是糊糊涂涂、大哭大笑；或将遭遇无法解决的问题和冲突时的不愉快，转化为各种各样的身体不适，以身体病症的方式体现出来。这类患者往往暗示性强，以自我为中心，好表现，情感丰富，具有表演欲望，故有人称为"疾病表演家"。

分离障碍表现复杂多样，其共同特点是，丧失了对过去的记忆、身份意识、即刻感觉以及身体运动控制四个方面的正常整合。需要有经验的专科医师进行诊断。发病过程中对病人不宜过度关注，对有些病人要加强安全管理。

分离障碍包括癔症集体发作、分离性遗忘、分离性身份障碍、分离性感觉丧失、分离性抽搐和痉挛、分离性运动障碍。

4.

集体性发作的心理疾病——癔症集体发作

癔症集体发作是指某种精神紧张相关因素在许多人之间相互影响，在人群中引起的一种心理或精神障碍。当某个人出现精神症状时，人群中的其他人受到暗示，出现无意识模仿，从而表现出与此人相似的不适症状。

该病的症状具有多样性，主观症状与客观体征不相符，一般意识清晰，病情变化有暗示性和传播性，环境不良或处置不当时症状加重，对症或安慰治疗后病情可短期内缓解。偏远地区的群众、情绪不稳定的儿童青少年相对容易发病。

某学校一名小学生公开告诉老师，说吃了学校的早餐后感到腹痛、想呕吐，并且告诉同学可能是食物中毒。消息传开后，该校100多名学生先后出现类似症状，经权威部门调查诊断，这并非食物中毒，而是癔症集体发作。

在处理类似癔症集体发作的问题时，首先要减轻或避免群体性的恐慌气氛，尽可能将敏感个体与群体其他人员隔离开，再对群体进行心理辅导，以解除大家的心理恐慌。敏感个体则在必要时接受专业的心理干预。

5.

争吵后失忆——分离性遗忘

"你们是谁？我在哪里？"

"我不是小美！这不是我家！"

"呜呜呜……我好害怕，我要妈妈，我要回家！"

小美和丈夫吵架，气得发抖，大哭大闹。婆婆喊小美吃饭，发现小美竟然失忆了，不仅不知道自己的名字，也认不出丈夫和婆婆，还像个小孩一样"要妈妈"，一点也不像成熟的年轻女性。丈夫和婆婆都不知道小美怎么了。

后来小美被精神科医生诊断为"分离性遗忘"，属于分离障碍。分离性遗忘常表现为个体受精神刺激后出现局限性或阶段性遗忘，患者突然不能回忆某一段时间的生活经历或者自己的姓名、职业、家庭等重要的信息，有时甚至连整个生活经历都被遗忘。

医生诊断分离性遗忘要十分谨慎，以免误诊或漏诊。

6.

身体里有好几个"灵魂"——分离性身份障碍

"是我害了她，拆散了她们一家，使她无法活下去。"一个月前，养父母发现小雨言语荒谬，常称自己为"她"。养父母呼唤小雨，小雨也不答应，说自己不是小雨，还用另一个名字称呼自己。性格也由从前的开朗外向变得多愁善感。养父母十分疑惑和担心，不知道小雨究竟是怎么了。

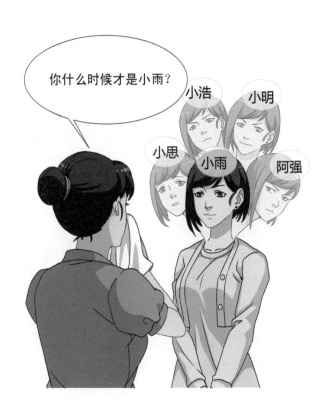

其实小雨已被医生诊断为"分离性身份障碍"。分离性身份障碍主要表现为一个人身上同时存在两个或两个以上的独立人格，正如小雨所说"在自己一个人身体里住着好几个灵魂"。

有些分离性身份障碍患者，在某些特殊时刻只受一种人格影响，表现出相应的行为特征，但到了其他时候或不同地点，患者会遵循"哪种人格最适合当时的环境和需要，就表现出哪种人格"的原则。所以，某些分离性身份障碍的患者会在不同时间或地点表现出不同的心理行为特征，让人捉摸不透，难以理解。

7.

"乌鸦嘴"惹的祸——分离性感觉丧失

"为什么考这么差？你的耳朵是塑料做的吗？老师上课讲的知识点都听不进去啊？我问你话呢？为什么考这么差？你耳聋了？眼睛瞎了？嘴巴哑了？"小欣妈妈揪着小欣的耳朵，怒气冲冲地质问他。

"妈妈，我的耳朵着火了，要裂开了！快放手！咳咳咳……我的喉咙好像被东西卡住了。啊！我的眼睛怎么突然看不见东西了。我的耳朵也聋了，听不见你说话了。妈妈，我好害怕！"小欣号啕大哭。小欣妈妈慌了神，怪自己这张"乌鸦嘴"。

后来，小欣被送去精神专科医院，医生认为小欣患了"分离性感觉丧失"。这种病多急性发作，由精神刺激导致剧烈情绪变化而引起，可由暗示诱发，也可由暗示而消失。患者常表现为喉咙有异物，总觉得嗓子眼里有东西卡着，但怎么检查也找不到所谓的东西。有些患者还会出现一些"奇特"的症状：突然主诉看不见东西或听不见人说话，但却保持着完

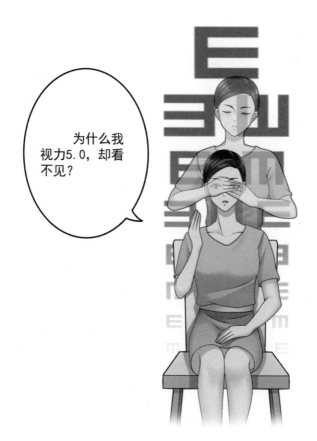

好的活动能力；身体某部分皮肤对触觉特别不敏感，甚至皮肤感觉缺失，但这种感觉缺失与神经支配不相符。

8.

多次倒地抽搐的女孩——分离性抽搐和痉挛

　　小林，20岁，家住农村，职业学院学生。入校第一天，上铺同学夜间从床上摔下，小林受到惊吓，当时就全身发抖半小时，送医院处理后缓解。此后，小林遇到学习紧张或情绪激动时便全身发抖。临近期末考试，同学们都在紧张地学习，小林突然表情茫然，全身僵直，四肢一阵阵抖动，然后缓慢倒地，呼吸急促，表情极为痛苦。同学问话不答，呼之不理，大约30分钟后，症状自行缓解。小林也因此被送到医院接受治疗。

　　在诊室里，小林的同学告诉医生，小林在学校经常发病，但从未出现大小便失禁及摔伤、咬伤情况。小林自己也给医生介绍病情，说她能回忆发病的过程，还称发病时大脑清楚，能听得到同学的声音，也看得见周围同学的反应。最后，小林被确诊为"分离性抽搐和痉挛"。

　　住院期间，医生发现小林性格敏感，以自我为中心，感情用事，言行夸张，喜欢吸引别人的注意。经系统治疗半个月，小林病情稳定，以临床痊愈出院。

9.

近乎瘫痪的女子——分离性运动障碍

一天，小丽叫丈夫打温水给她洗脸，丈夫不愿打水且擅自离家。晚上十一点丈夫回家后，小丽就找其吵架，并且通宵未睡。小丽觉得自己完了，丈夫不会管自己了，将来生病就不得了了。第二天凌晨五点，小丽唤醒丈夫，说自己感到全身发冷，骨头酸痛，特别是双腿麻木无力，不能站立行走，会突然手脚痉挛。小丽认为自己肯定是瘫痪了，迫切要求找医生给她治病，还担心治不好，个人生活需要丈夫照料。多家医院检查，并未发现小丽骨骼、肌肉、神经等躯体方面存在病变。之后半年多的时间里，小丽的疼痛感虽然减轻，但在丈夫面前仍然不能完全站立、行走。然而奇怪的是，丈夫不在家时，或是半夜的时候，小丽又能独自行走，甚至有时还能下厨房做饭。

经医生诊断，小丽患了"分离性运动障碍"，属于分离障碍，它与生活事件导致的内心冲突或剧烈的情绪反应有关，客观检查并没有发现器质性损害的依据。这类患者常表现为不能起立、不能步行、痉挛发作或肢体震颤，严重时可出现肢体瘫痪样表现。

10.

灾难过后好痛苦——应激障碍

人们在生活中不可避免地会遇到各种各样的应激事件，部分事件是突如其来且超乎寻常的事件或灾难，如自然灾害和战争、严重事故、目睹他人死亡、身受酷刑或者不小心重伤别人等。少部分人经历这类事件后可能会出现精神异常，称为应激障碍，包括创伤后应激障碍、延长哀伤障碍、适应障碍和发生于儿童期的应激相关障碍。

急性应激反应是指遭遇强烈应激事件导致的一过性应激反应。一般事后几分钟至几小时内发病。患者出现短暂的茫然、麻木状态，伴有一定程度的意识障碍，或表现为激越性活动过多。但其预后良好，一般无人格缺陷，不认为是疾病。

创伤后应激障碍是对异乎寻常的威胁性、灾难性事件的延迟性和持久性的反应。一般在创伤事件发生一个月后出现，也可数月或半年内出现。存在持续性的对创伤事件的再体验、回避、高警觉等特征。及时治疗对预后具有重要意义。

延长哀伤障碍是指丧失亲人后持续的哀伤反应，往往超过六个月，难以随着时间的推移得到缓解。患者难以摆脱失去亲人的痛苦，关于逝者的想法挥之不去，情绪和行为偏离生活常态，最终导致个体的社会功能受到严重影响。目前，药物治疗的效果并不理想，心理治疗是该疾病的首选策略。

适应障碍是因长期存在应激源或困难处境，加上病人有一定的人格缺陷，出现以烦恼、抑郁等情感障碍为主的反应，同时有适应不良的行为障碍或生理功能障碍，并使社会功能受损，影响工作、生活等。多在应激事件或生活改变发生后一个月内发病。随着时过境迁，刺激消除或者经过调整形成了新的适应，病情随之缓解，病程一般不超过六个月。治疗手段以心理治疗为主。

11.
一张非同寻常的照片——急性应激反应

15岁的女孩萌萌失魂落魄地徘徊在大桥边上，与周围的一切像是隔了一道铜墙铁壁。从昨晚到今早，爸爸手机里那张他与陌生女人的亲密合影，在她脑海里反复无限放大，她无法接受这个现实——爸爸竟然有外遇！她不由自主地越过大桥护栏，准备用力一蹬……万幸！她被路人及时拽了下来。

人们关切地问候她，她闭口不答，像木头一样。为确保安全，警察把她带回了派出所。后来神色慌张的爸爸、妈妈也到了派出所。看到爸爸的一刹那，她泪水夺眶而出，并用力推打爸爸，大哭大叫："你走！你不是我爸爸！"然后晕倒在妈妈怀里。

在急诊室，精神科医生会诊，萌萌被诊断为"急性应激反应"。急性应激反应是剧烈的、异乎寻常的精神刺激或持续困境引起的精神异常，其主要特点是"急"。当事人在遭遇应激事件后，可能陷入"茫然"状态，甚至身体突然僵住不动。当再次发生相似刺激事件的时候，可表现出强烈的恐惧或愤怒情绪，或伴有心动过速、冒汗等症状，严重时会有自残、自杀等危险行为。急性应激反应预后良好，世界卫生组织发布的《国际疾病分类》第十一次修订本（ICD-11）不再将其列为一类疾病。

12.
"阴魂不散"的记忆——创伤后应激障碍

"求求你们不要问我了！请不要再和我说这件事了！有些情境我真的不记得了！我不想回忆这件事情！""我白天的时候总是不由自主地回忆当时车祸的恐怖经历，晚上一直做噩梦，睡不着。我好痛苦，你们能不能别问我这个事情了?"小陈哀求道。

　　两个月前,小陈驾驶私家车在电影院门口经历了车祸,事故导致坐在副驾驶的好朋友去世。朋友向她了解当时的情况,发现小陈情绪非常激动,不得不终止了询问。小陈摆脱不了这件事对她的折磨,感到非常害怕和痛苦。朋友约她去看电影散心,她不敢去,甚至提到"电影"两个字心就怦怦跳。小陈无法驾车,一碰方向盘就全身发抖,上下班宁愿转两趟公交车也不愿坐公司提供的直达集体宿舍的接送车,因为接送车会经过电影院门口。在工作中,小陈脑海里经常会闯入车祸时的画

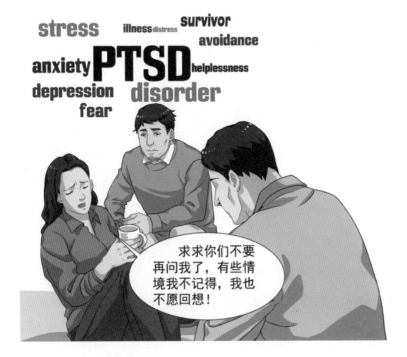

面，严重影响其工作。

时间久了，小陈生不如死。在家人强烈建议下，小陈接受了精神科医生帮助，确诊为"创伤后应激障碍"（PTSD）。创伤后应激障碍多发生在个体经历了严重或灾难性事件之后，表现为脑海中或者梦里反复出现与事件有关的情境，还可能出现严重的触景生情反应，甚至感觉创伤性事件好像再次发生一样。患者一般不愿提及与创伤事件有关的想法、感受及话题，回避与创伤事件有关的内容，警觉性增高，易失眠，易惊醒。病情严重时可能出现自杀等危险行为，并影响社会功能。

13.
不入校门的初三学生——适应障碍

"我不想上学了，我讨厌这所学校，学校环境不好。"

"我不喜欢班里的同学，我不想和他们玩。"

"妈妈，我真的不想上学，我在这个新学校每天都过得不开心，每次到学校我都迫不及待想要回家，我根本没心思学习。"

因父母工作调动，正在上初三的小琦跟随父母转学到了新城市的一所新学校。开学一周后，小琦开始不愿上学，经常哭泣，食欲下降，睡眠差，脾气急躁，一直与家长对抗。严重时小琦哭闹着不愿离开家，即使到了校门口也不进校门，而是坐在校门口，妈妈拉都拉不动。最后，爸爸妈妈拗不过小琦，放弃了新城市的工作，回到以前的城市。小琦也回到了以前就读的学校，一切恢复了正常。

经医生诊断，小琦出现了"适应障碍"，影响了她在新学校的学习和生活。适应障碍是指在明显的生活改变或环境变化时产生的短期的、轻度的烦恼状态和情绪失调，常伴有一定程度的适应不良的行为障碍或生理功能障碍，社会功能往往受损，但并不出现精神病症状。适应障碍通常在应激性事件或生活改变发生后1~3个月内出现，病程往往较长，但一般不超过6个月。随着时过境迁，刺激消除或经过调整后形成了新的适应，症状表现也就随之缓解。

14.
了解神经衰弱

神经衰弱多表现在用脑或轻微体力劳动后出现疲劳、虚弱、乏力等特征，具体有：

（1）精神疲惫，如注意力不集中或不持久，记忆差，工作效率下降；

（2）易疲劳，经过休息或娱乐后不能恢复；

（3）易烦恼，心情紧张，易激惹；

（4）精神易兴奋，如回忆和联想增多，难以控制而感到痛苦和不快；

（5）肌肉紧张性疼痛，如紧张性头痛、肢体肌肉酸痛或头晕；

（6）睡眠障碍，如入睡困难、多梦、醒后感到不解乏、睡眠感丧失，也可出现睡眠过度；

（7）其他生理功能紊乱，如头晕、眼花、耳鸣、心慌、胸闷、腹胀、消化不良、小便次数增多、多汗、阳痿、早泄、月经紊乱等。

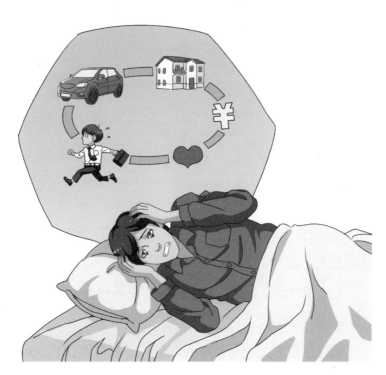

上述表现不是继发于躯体或脑的疾病，也不是其他任何精神障碍的一部分。对神经衰弱者，有如下建议：

（1）学会自我调整，培养良好的生活习惯，适当参加体力劳动或体育运动；

（2）可接受心理健康指导、心理治疗或心理咨询；

（3）必要时可在专业医生指导下接受药物治疗。

在 ICD-11 中，神经衰弱不是独立的疾病诊断。

15.

惶惶不可终日——广泛性焦虑障碍

"半年来，我常常心里发慌，无缘无故紧张、担心、害怕。""我时刻紧绷着，总是提心吊胆，总怕哪里出纰漏！""我经常感到像做了贼一样心虚，可我没做什么见不得人的事啊！""我总是感觉全身酸痛，肌肉紧张。"没等医生开口，患者黄某拿着一叠以往的检查报告，开始不断"诉苦"。

正常人也会焦虑和担忧，但当一个人出现持续的不切实际的焦虑或担忧，并成为习惯时，他可能患有广泛性焦虑障碍。

广泛性焦虑障碍是一种以缺乏明确对象和具体内容的提心吊胆及紧张不安为主的焦虑症。患者主要表现为毫无根据地感到担心、紧张和害怕，虽然意识到这种担心没有依据，但无法自我控制，可伴有尿频、出汗、手抖、腰酸背痛、坐立不安、失眠、注意力不集中等表现。

16.

"我真的快要死了！"——惊恐障碍

"120吗？快点，我呼吸不了了，快要死了！"救护车再次来到楼下，接走了"常客"小张。又和往常一样，心电图正常，各项化验结果正常，口含硝酸甘油无效，肌注一支安定后，前一刻的头晕目眩、胸闷气短、濒临死亡的窒息感很快消失，一切恢复正常。小张真的快要

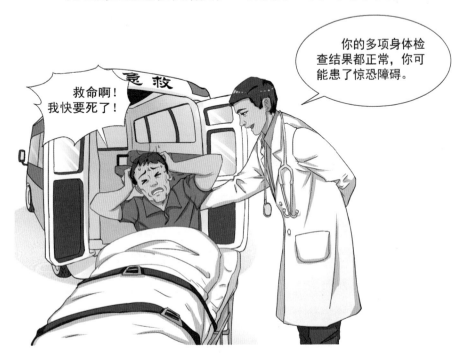

死了吗?

精神科医生为小张会诊,诊断其为"惊恐障碍",又称急性焦虑发作。惊恐障碍往往突然发作,不可预测,可伴有强烈焦虑、恐惧、窒息感、濒死感或失控感,病人常常感到死亡将至、胸闷、呼吸困难、喉头堵塞,有时会惊叫、呼救或跑出室外,有时会出现过度换气、头晕、多汗、发抖等。发作时间一般5~20分钟,过后可自行缓解,缓解后当事人自觉一切正常,但不久又可突然复发。在发作的间歇期,如果有预期焦虑,当事人会担心再次发作,因而惴惴不安,害怕独处,对医务人员有强烈的依赖感。

惊恐障碍发作时可以接受精神科医生帮助,一般不会危及生命。但是,心脏二尖瓣关闭不全、甲状腺功能亢进和低血糖等疾病发作时,也可出现惊恐障碍类似表现,存在危险,应引起注意,予以排除。

17.
"腼腆"的独居者——社交焦虑障碍

"医生,我家孩子从初中到大学,一直很内向,不爱说话,没什么朋友,尤其见到女性就脸红;上班后一样糟糕,不敢面对同事,在办公室和谁都不说话,人多的场合更不敢去;现在连班也上不了,整天待在家里。

他自己也很痛苦，很想看医生，但是又不敢来。"在精神科诊室中，老高对医生如是说，显得很着急。

根据老高说的情况，医生初步考虑其孩子患"社交焦虑障碍"的可能性大。社交焦虑障碍又称社交恐惧症，表现为对一种或者多种社交情境持久的强烈恐惧和回避行为，经常觉得在社交场合中被人注视、观察，甚至感到被人议论，常常伴有心跳加速、面红耳赤、出汗、手抖等表现。当事人会害怕自己言行不当，在别人

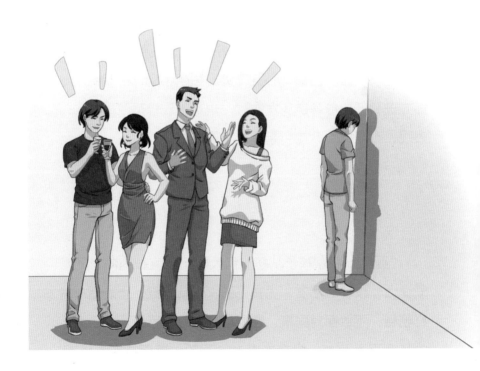

面前出洋相、陷入窘境或者招来羞辱，因而逃避社交场合，或是在社交中一言不发。有些人甚至在商店购物、询问问题、打电话时都感到困难，影响社会功能。

18.

不敢进小黑屋——场所恐惧障碍

"堂堂七尺男子汉，居然不敢坐电梯！""电梯门关闭的瞬间，我男朋友抱头大喊，蹲在地上浑身发抖，呼吸困难，吓坏我了。"小李不明白，男朋友怎么坐个电梯都吓成这样。

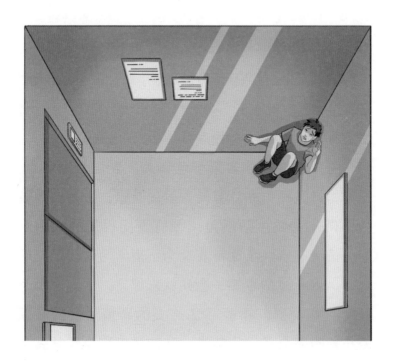

其实，小李的男朋友早就被医生诊断患有"场所恐惧障碍"。

小李的男朋友对封闭空间容易产生恐惧，当其身处电梯、车厢、机舱、小黑屋等封闭场所时，就会感到极度恐惧，可伴有呼吸急促、浑身发抖、眩晕、恐慌，甚至有濒临死亡的感觉。

19.
困在时间里的老人——阿尔茨海默病

王奶奶总是丢三落四，常常找不到自己放的东西，做过的事情一会儿就不记得了。煮菜有时淡有时咸，不是忘记放盐就是重复放盐，还常常把饭煮煳了。前几天在自家附近常去的菜场买菜居然迷了路，多亏邻居在路边看见她，才将她带回家里来。据王奶奶的儿子讲，王奶奶两年前就被医生诊断患有"阿尔茨海默病"。

阿尔茨海默病常见于老年人，表现为记忆力、理解力、判断力和计算能力等的衰退，生活自理能力下降，影响生活质量，伴有不同程度的人格改变。患者在疾病早期常表现为不能学习新知识、新内容，经历过的事情一会儿就忘记了。之后表现为长时记忆受损，不能回忆过去的事情，以前掌握的技能也不会了。病情进一步加重，则会经常丢东西、不认识亲友、外出找不到回家的路。有的患者自我控制能力差，容易发怒，易和家人起冲突；有的疑神疑鬼，固执不讲道理，难以沟通，影响家庭关系。

当然，老年人偶尔出现遗忘可以认为是正常衰老，但经常忘记事情则可能意味着病态。

20.

喋喋不休的诉说——躯体化障碍

刘某，35岁，又跟医生喋喋不休了，不停地讲述着种种不适感："有股热气上涌，从胸口到脑门"；"我全身没有力气"；"头痛、眼花、脚麻、胸闷、心悸、胃痛"；"医生，我B超、CT、心电图、抽血、脑电图都做了，我全身都扫描遍了，说没有什么问题，可是我为什么不舒服，是不是你们的检查结果不准确？""不同的医生给我下了不下十个诊断，自主神经功能紊乱、心脏神经官能症、肠易激综合征、胃肠神经官能症等，什么诊断都有，可治疗就是无效啊！""医生，我究竟得了什么病？是不是没救了？"两年了，刘某四处求医，各项检查均无明显异常，但主诉不适多，治疗效果差，非常痛苦。

实际上，刘某不是得了什么重大身体疾病，而是患有"躯体化障碍"，这是精神科医生给他做出的医学诊断。躯体化障碍是以持续存在躯体不适为特征的精神障碍，症状可涉及身体的任何系统或器官。常见的主诉包括胃肠道不适，如疼痛、打嗝、泛酸、呕吐、恶心等；皮肤感觉异常，如瘙痒、烧灼感、刺痛、麻木、酸痛等。患者因这些症状反复就医，各种阴性检查结果和医生的合理解释均不能打消其疑虑。

21.

险些切掉子宫的女子——疑病障碍

小梅，28岁，怀疑自己患了子宫内膜癌，虽然妇科检诊没有明确的疾病诊断，但她仍旧在多家医院就诊，反复检查，反复住院，不断要求使用止痛药、"高级抗生素"，并反复要求专家会诊，但又不相信专家的解释。近两年来，即使非月经期间，她也感觉腹痛不已，并坚信自己患了癌症，强烈要求切除子宫，认为子宫病变才是疼痛的根源。

妇科医生考虑小梅可能存在心理问题，建议她看精神科专科门诊。在精神科诊室，小梅被诊断为"疑病障碍"。精神科医生还发现，小梅五年前有被强暴的经历，当时还处在月经期。她一方面面对丈夫自责不已；另一方面又认为自己不干净，疼痛是对自己的惩罚。

　　疑病障碍的基本特征是持续存在的先占观念，患者认为自己可能患有一种或多种严重躯体疾病。病人因为这种症状反复就医，各种医学阴性检查结果和医生的解释均不能打消其疑虑，常伴有焦虑或抑郁。即使患者有时存在某种躯体疾病，也不能完全解释所诉症状的性质和程度。

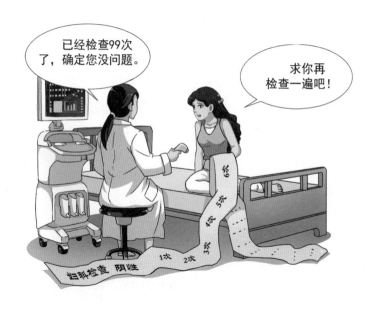

22.
与众不同的"笨"——智力发育障碍

　　小刘，某驾校学员，平时话不多，人挺老实，叫干啥就干啥。最近，驾校教练发现小刘有点怪：一个简单的动作，他要反复教很多次，小刘才勉强学会；开车左右转向时，小刘经常弄错方向，引起大伙哄笑；理论学习记笔记时，小刘记录得零零碎碎，有的只有几行字；经验总结时，小刘口头表达能力也不行，半天说不出个所以然。还有学员发现，小刘竟然连春节是哪一天都答不出来，似乎有点笨。考虑到安全问题，驾校领导建议小刘家人带其回家，接受医学帮助。后经精神科诊断，小刘患有"智力发育障碍（轻度）"。

智力发育障碍是指患者的智力低于实际年龄该达到的水平，而导致患者社会适应困难。该病起病于发育成熟以前（一般指18岁以前），可单独出现，也可同时伴有其他精神障碍或躯体疾病；有些能查明病因，有些原因不明。

23.
挤眉弄眼的孩子——抽动障碍

小明，8岁，从这个学期开学起，常常不分场合地发出清理喉咙的声音，有时发出像小狗的叫声，甚至还会不由自主地说一些下流的、不文明的话语。上课时持续发声，自己无法集中注意力听课，也影响周围同学学习。小明努力克制时可暂停发声，可过了一会儿就控制不住了。小明自己感到非常痛苦，也觉得丢人。

　　妈妈以为小明得了咽喉炎，带他到医院诊治。医生发现小明除了发声还会不由自主地做一些小动作，如晃动头部、频繁眨眼、皱眉头、耸肩膀、踢腿。小明妈妈说，小明从5岁起便出现这些不自主的动作，每次数秒钟，每天十几次。他努力克制时能消停几小时，但在受寒或者紧张时加重，一刻也不停。妈妈起初以为这是小明的坏习惯，还经常责骂他。医生明确诊断为"抽动障碍"后，她还不相信有这种"挤眉弄眼的病"。

　　抽动障碍的患者常出现不受自己控制的、突然的、短暂的、没有意义的、无目的性的运动抽动或者发声，如点头、摇头、皱眉、眨眼、挤眼、翻眼、抽鼻、张口、噘嘴、伸颈、耸肩、甩手、踢腿、身体扭转、肌肉抽动等，有的还可发出清喉声、咳嗽声、哼声、动物吼叫声

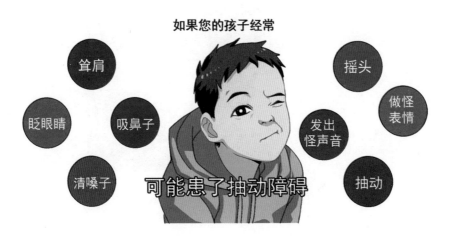

甚至骂人的声音等。抽动动作会因应激、焦虑、疲劳、兴奋、感冒、发热等加重，也可因放松、全身心投入某件事而减轻，一般入睡后消失。

24.
专偷女性内裤的男孩——恋物症

　　某学校宿舍内，高三女同学晾在走廊上的内裤常常无缘无故地失踪。但是，失窃的只有内裤，其他衣服并无被盗，即使是非常贵重的衣服也没有丢失过，这让老师们深感困惑。后来根据监控画面提供的线索，查找

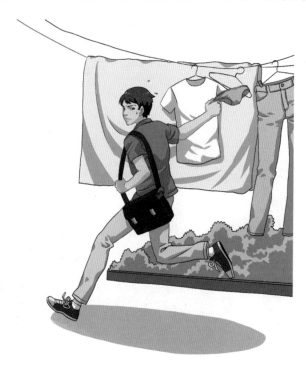

到一名高三男同学，从他指认的地方搜出十几条女性内裤。认识他的人都被这件事惊得目瞪口呆，因为他平常是个非常老实、文静的人，待人总是彬彬有礼，在班上很受欢迎。

其实，该男同学早在三年前就有此不良癖好，曾被医生诊断为性偏好障碍"恋物症"。恋物症是指在强烈性欲望与性兴奋驱使下，反复收集异性使用的物品。所恋物品均为直接与异性身体接触的东西，如胸罩、内裤等。患者有时在抚摸嗅闻这类物品时实施手淫以获得性满足，虽然明知这样不好，但无法自行摆脱，对此感到非常痛苦。

25.
暴露使他快乐——露阴症

"我那段日子学习压力很大，一心想寻求刺激，就守候在一个楼道转角处，看到有一名女生独自过来，于是对着那个女生掏出自己的'小弟弟'。那个女生看到了，惊恐地边喊边跑，我觉得特别刺激。不料，再一次这么做时被赶过来的保安逮个正着，还被报告给了学校老师。我感觉很丢脸，于是决心改过。每当一有此想法，就极力压制自己想暴露的冲动，这样过了好几个月。不料有一次，上了公交车，发现车厢空空的，除了司机之外就坐了一位女士，而且在角落里。我就又没控制好自己，这次，我被警察抓走拘留了。"

上述案例是一个露阴症患者的自述。他表示，自己仅仅想通过露阴获得刺激，并无性交欲望。

露阴症是指反复多次在事先毫无准备的陌生人面前突然露出自己外生殖器以达到性兴奋的目的，有的继以手淫，但无进一步性侵犯行为。露阴症患者多选择僻静的地方，如躲藏在房间里、胡同里、电杆后面或树后，并多在夜间行动，突然出现在路灯下，或用手电筒把自己照亮。女性对露阴的行为反应通常有三种：一是受惊而奔逃；二是大怒并责骂；三是鄙视、冷淡。患者因对方震惊、恐惧或被对方耻笑、辱骂而感到性满足。相关情景越惊险，他们越感到刺激，性满足也越强烈。如对方表现冷淡或无动于衷，反倒令露阴者感到扫兴。

26.
异样的窥视——窥阴症

他在实习的时候曾趴到澡堂窗口偷窥女同学洗澡，被同学发现后被骂"流氓"，还因此差点毕不了业。他对此感到内疚，发誓悔改。之后，他结婚并育有一子，感觉生活压力大，常感紧张焦虑。在夏天，他喜欢用手机偷拍女士裙底，还常常一大早潜入女厕所，用镜子偷窥女性上厕所。之后，他被小区保安抓获。

上述是一个典型的窥阴症案例。窥阴症是指反复多次窥视他人裸体、脱衣过程或他人性活动，从而激起性幻想、性渴求和性行为的一种障碍。偷窥者将窥视行为作为唯一的或主要的性唤起方式，一般伴有手淫，但不会与偷窥对象发生性关系。

患者一般能意识到此类行为的错误及风险，但无法自控，处于一种欲罢不能、屡教屡犯的痛苦处境。患者常伴有焦虑和内疚，有时会导致抑郁。这样的患者一般对直接的性行为不感兴趣，无进一步性攻击行为。窥阴症常见于男性。

27.
夜行惊魂——睡行症

"凌晨一点左右，熟睡的小君突然睁开眼睛起身离开床，到客厅的冰箱里拿了些水果零食吃。然后，随手拿起桌子上的手机胡乱拨了几个号码，就将手机扔出了窗外。随后，小君拿起钥匙打开门，独自在住宅小区行走。走路过程中，小君沉浸在自己的世界里，巡视小区的保安遇见她，她茫然地看了保安几秒钟，然后一声不吭继续走自己的路。走到花圃后，她用手抚摸着花，然后弯腰闻闻花朵的味道。有时坐在石凳上，将衣服扣子解开又扣上。有时将鞋子脱下，倒在地上睡一会儿。最危险的情况是，她毫无目的地爬上了一米多高的围墙，站在上面发呆。十几分钟后，小君茫然地走回家，开门上床睡觉。类似情况最近一个月至少有五次了，孩子第二天醒来好像什么事情都没发生过。"母亲对小君夜间的异常行为充满了困惑，在精神科诊室里，她向医生详细介绍了小君的情况。医生也安排了相关检查。

三天后，医生告诉小君母亲，小君患了"睡行症"，俗称梦游。睡行症是指发生在睡眠期间的一系列复杂行为活动，如走动、穿衣、洗漱等，多在深睡眠期发

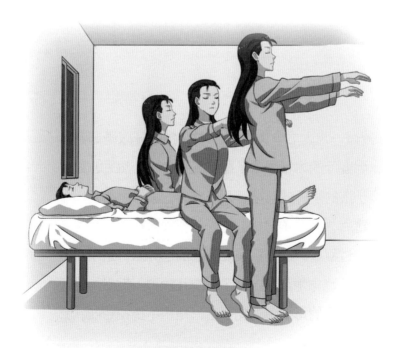

生。发作时，患者通常双眼睁开，目光呆滞，不容易被唤醒，事后对所发生的事件经过一般不能完全回忆。以少年儿童多见，首次发作多在4～8岁，成人发作相对少见。

28.
在深夜茫然哭闹——睡惊症

"啊！"一阵尖锐刺耳的哭喊声从娜娜的卧室传出来，在寂静的夜里听起来让人毛骨悚然，将睡在旁边的妈妈一下吵醒了。只见5岁的娜娜紧张恐惧地坐在床上大声尖叫，她两眼直视，表情茫然，面色潮红，呼吸急促，浑身发抖，双手用力拽紧被子。娜娜的妈妈试图抚摸安慰她，但娜娜却用力推打妈妈，还用力撕扯她的头发和衣服。一直持续了4分钟，娜娜才慢慢停止了哭闹，然后逐渐安静下来，再次进入了梦乡。此时的娜娜已经大汗淋漓，一脸憔悴的妈妈一边用毛巾帮她擦汗一边叹息。最近4个月，娜娜白天表现都很好，但晚上睡着后就会莫名其妙地哭闹一阵。

后来，娜娜被医生诊断为"睡惊症"。这种病以4～12岁儿童最常见，通常发生在上半夜刚入睡的1～2小时后，发作时意识模糊、呼之不应，伴有尖叫或呼喊，表情极度恐惧，可有瞳孔扩大、心慌、出汗等表现，一般持续数分钟后停止。绝大多数患者事后不能回忆发作时的情景。

29.

"鬼压床"的可能元凶——睡眠瘫痪

午睡时，一个老人"看见"一个女子压在自己的肚子上，感觉女子有千斤之重。老人想抬手推开她，却感到手像被绑上一样，动弹不得。情急之下，想叫救命却又叫不出声来……于是老人醒了，惊慌失措。

在现实生活中，我们也可能有类似经历。刚入睡或将醒未醒时出现很逼真的梦境，觉得自己已睡醒，可以听到周围的声音，看到周围的环境，但想动动不了，想睁开眼睛使不上劲，像瘫痪了一样，一

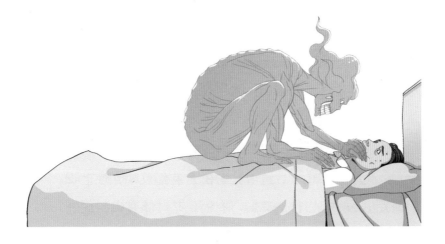

直挣扎数分钟后才缓缓有力直到惊醒。少部分人缺乏科学知识，迷信地认为这是"鬼压床""鬼上身"。事实上，这可能是嗜睡障碍的一种症状，是睡眠瘫痪的表现。

在一般人群中，40%～50% 的人有过睡眠瘫痪的经历。一般来讲，人的睡眠过程由非快速眼动睡眠和快速眼动睡眠两个周期交替构成，每个周期大多持续90～100分钟，而后者是人产生梦境的主要阶段。如果快速眼动睡眠提早出现，当事人会半睡半醒，出现梦境与现实交错的情况。因此，"鬼压床"并非有鬼。

睡眠瘫痪容易在睡眠不足、压力大、过度疲惫、作息时间不规律、卧室通风条件不良等情况下出现。因此，人们需要养成良好的生活习惯，劳逸结合，学会自我调整。当然，如果睡眠瘫痪现象经常出现且影响生活、工作，则需寻求医生帮助。

30.
不安静的牙齿——磨牙症

小军顺利考上了梦寐以求的大学。经过一周的新生集体生活，和小军住同一宿舍的舍友们反映，晚上听到他发出一些很奇怪的声音：有时是咯吱咯吱响，像老鼠啃硬骨头，有时是吱吱响，有时又是吧嗒吧嗒响，在寂静的夜里听起来很可怕。有的舍友猜测小军是不是半夜躲在被窝里吃东西，有的舍友说小军可能中了邪，还有的舍友说小军是在磨牙齿，可能肚子里有寄生虫。小军觉得自己睡得很好，不知道自己的牙齿这么"不安静"，听了舍友们的议论，心里也有些不踏实，赶紧向睡眠中心的老师请教。

原来，小军的情况是常见的睡眠问题——磨牙症，它以睡眠中口腔咀嚼肌节律性运动为特征，表现为刻板性运动障碍。据调查，大多数人在一生中的某一时段都出现过夜间磨牙，但只有导致牙齿损害和睡眠困难的情况才属于疾病。在治疗方面，可使用一些缓解焦虑、改善睡眠的药物，或者在睡觉时使用保护性牙套。

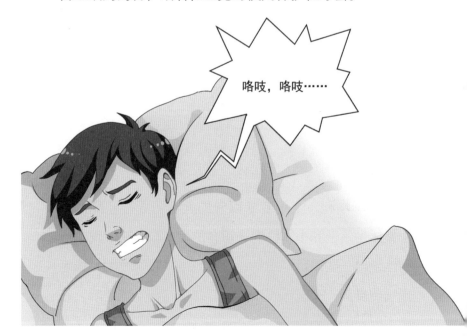

　　一般的夜间磨牙如不影响牙齿健康和睡眠质量，可暂不治疗。随着年龄增长，心理压力减轻，这个现象可减少或消失。

31.

为何如此"犯困"——发作性睡病

　　"为什么我总是不由自主地'犯困'？""为什么我经常在路上愤怒或大笑时就会突然跌倒在地？""为什么我昨天做早操时无缘无故就倒在操场上睡着了？"晓慧很无助，很疑惑，黑眸里含着泪水，小声向医生说出了自己的困惑。

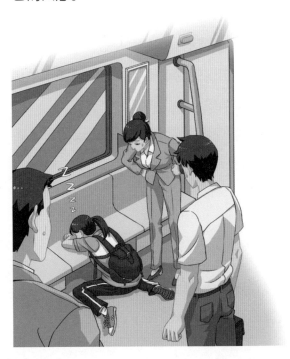

一年了，晓慧一直被同学们嘲笑，有了"睡神"的称号。在同学眼里她就是个懒惰、贪睡、脑子笨、成绩不好的人。最近一段时间，她变得自卑，经常情绪低落。这是一个13岁小女孩正在承受的痛苦……

在神经内科，晓慧被诊断为"发作性睡病"。该病通常起病于10~20岁，主要表现为包括白天反复发作无法遏制的睡眠、猝倒、睡眠瘫痪、睡眠幻觉和夜间睡眠时间紊乱。据晓慧母亲介绍：晓慧经常会在上课、吃饭、说话时突然睡眠发作，一般持续大约十分钟；睡醒后觉得头脑清醒，但数十分钟后又会再度入睡；有时会在发怒、大笑时浑身无力，突然跌倒在地，但持续数秒钟可自行缓解；很多次在入睡前仿佛看到有人在房间里走，或听到有人在耳边说话，但家里人却看不到、听不见；有时早晨醒来会出现想动动不了、想喊喊不出的情况，当时意识已经很清楚，感觉特别恐怖。

有些发作性睡病患者，其幻觉体验比较明显，容易误诊为精神障碍，应该引起重视。

32.
都是成瘾惹的祸——了解精神活性物质

张三因为过量注射海洛因，死了！

李四吸食冰毒后从七楼一跃而下，摔死了！

王某因为天天酗酒，老婆跑了，孩子废了！

小陈因为戒不了烟，被女朋友甩了！

这些人都是被精神活性物质害的。

这是张主任在一次青少年科普宣教活动中介绍的情况。每次提到这类话题，他都觉得很遗憾。张主任在精神科从事临床工作30多年，见得多了，他深知精神活性物质对人精神状态和社会功能的危害。

精神活性物质指成瘾物质或药物，它能够影响人的思维、情绪和行为，改变意识状态，并导致依赖状态。人们使用这些物质的目的可能在于取得并保持某些特殊的心理、生理状态，并非完全为了满足医学或其他合理合法需求。

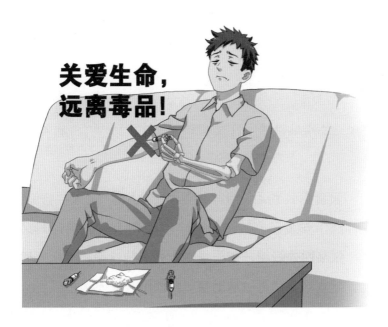

　　根据精神活性物质的药理特性，可将精神活性物质分为以下几类：(1)中枢神经系统抑制剂，能抑制中枢神经系统，如巴比妥类、苯二氮䓬类、酒精等；(2)中枢神经系统兴奋剂，能兴奋中枢神经系统，如咖啡因、苯丙胺类药物、可卡因等；(3)大麻类，一种古老的致幻剂，适量吸入或食用可使人欣快，增加剂量可使人进入梦幻状态；(4)致幻剂，能改变意识状态，如麦角酸二乙基酰胺、仙人掌毒素等；(5)阿片类，包括天然、人工合成或半合成的阿片类物质，如海洛因、吗啡、鸦片、美沙酮、二氢埃托啡、哌替啶(杜冷丁)、丁丙诺啡等；(6)挥发性有机溶剂，如丙酮、汽油、甲苯等；(7)尼古丁类，如烟草。

　　毒品是社会学概念，它强调对人的精神毒害，有强成瘾性，是国家规定管制的麻醉药品或精神药品。

33.

持刀的瘾君子——使用精神活性物质所致的精神和行为障碍

　　吸食完K粉后，张某感觉精神抖擞。"有人要害你，在你床下安装了监控器。"一个声音突然传入自己耳朵里。张某四处张望，但没见到人，心想这是神仙指点自己，就立即买了把匕首随身携带以防身。不久，他到银行大厅办事，那声音又说："让保安给你买烟！"张某对声音言听计从，于是对保安高喊："给我买烟！"遭到拒绝后声音再次响起："快用刀捅死他们！他们要来杀你了！"张某完全失去理智，持刀向保安不停地猛刺……当被派出所民警控制住后，张某清醒过来，明白自己是因为吸食 K 粉后被幻觉控制而迷失了自我，追悔莫及。

K 粉，主体成分为氯胺酮，属于精神活性物质，被列为新型毒品。吸食毒品可导致精神及行为异常，多以幻觉、关系妄想、被害妄想为主，可出现类精神分裂症样中毒性精神病，严重者会突然冲动，出现自杀、自残或冲动攻击行为。

珍爱生命，远离毒品。

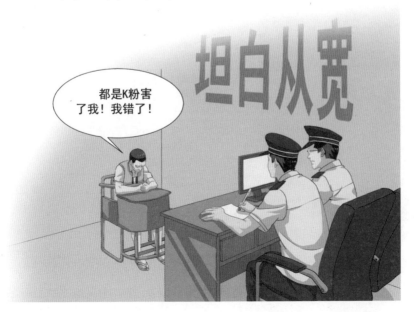

34.
阴魂不散的毒品——迟发性精神病性障碍

　　某晚七点，刘某在公司宿舍用打火机点燃被子，引起火灾，自己左脚被烧伤。放火后，她跑到宿管室，神志不清，傻傻站着不回答别人问话，被带回派出所后随地小便，精神表现异常，后被送往精神病医院治疗，当日毒品尿检结果为阴性。

　　接受治疗一个月后，刘某精神恢复正常，但对自己在宿舍放火的事情不能完全回忆，也不能完全回忆住院初期的情况。刘某承认近五年来使用过"冰毒""麻

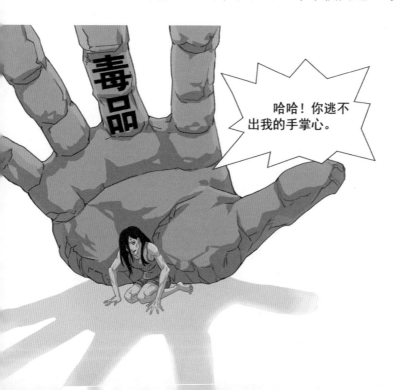

古""神仙水"等。经医学鉴定，刘某是因吸食毒品导致精神异常而纵火。

吸食毒品会导致精神异常吗？答案是肯定的。刘某在使用精神活性物质一段时间之后出现了精神异常，社会功能受到了影响，伴有明显的危险行为。在本案例中，刘某的行为具有残留性或迟发性精神病性障碍的特征。这类精神障碍常常在个体吸食新型合成毒品如"K粉""摇头丸""神仙水""冰毒"之后出现。

35.

"千杯不倒"真的不好——酒精所致精神和行为障碍

饮酒对身体无益，尤其是大量饮酒危害更大。酒精是亲神经性物质，一次性大量饮酒即可导致精神异常，长期饮酒可能引起大脑慢性损害。临床上，酒精所致的精神和行为障碍可分为急性和慢性酒中毒两大类。

急性酒中毒多为醉酒，主要表现为冲动性行为、易激惹、判断力及社交功能受损，并有口齿不清、步态不稳、呕吐等。醉酒的严重程度与血液酒精浓度关系密切，如果中毒较深，可致呼吸、心跳抑制，甚至有生命危险。

慢性酒中毒多因长期、大量饮酒所致。晨起饮酒、空腹饮酒、反复醉酒、大量饮酒容易导致饮酒者产生酒精依赖，或出现戒断反应。病人可出现幻觉、妄想症状，也可出现意识模糊、震颤和中毒性脑病的临床特征，有时伴有危险行为。

36.

不能自拔的醉汉——酒精依赖

"因为好酒，老婆和自己离婚了，16岁的儿子辍学后经常出入酒吧；因为醉酒，经常被老板炒鱿鱼；因为长期饮酒，有肝硬化、胃出血，身体也被拖垮了……"

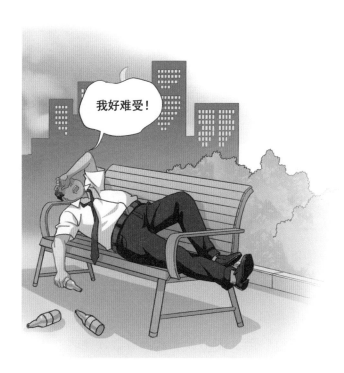

酗酒30多年的老张感叹自己的悲催人生。老张也多次下决心戒酒，可总是失败。一旦停止饮酒，情绪就烦躁，身体也不舒服，于是控制不住地买酒喝，一喝就舒服了。没想到越喝越想喝，越喝酒量越大。明知喝酒不好，就是控制不住，内心的纠结让他痛苦不堪。近两年来，老张自暴自弃，心想喝死算了……

明知酗酒危害大，为何还陷于其中无法自拔？精神科专家给出了答案，老张已经出现了"酒精依赖"，是长期大量饮酒的结果。

依赖综合征是反复使用某种精神活性物质导致的躯体或心理方面对该物质的强烈渴求与耐受性，其渴求行为往往优先于其他重要活动。依赖综合征具有以下特征：使用某种物质时有强烈的欲望；无法制止开始使用，难以控制使用剂量，使用起来很难停止；明知其有害，仍无法减少剂量或停用；使用时心情愉悦，减少或停用后出现躯体或心理等方面不适，再次使用时不适表现可消除；反复使用后需增加剂量才能使自己感到满意；因为使用该物质而放弃其他活动或爱好；等等。

37.
不喝酒手也发抖——戒断状态

饮酒18年，张老板经常犯糊涂找不到回家的路，医生说他已经酒精中毒了，必须戒酒。三天前，张老板很不情愿地开始戒酒。本以为不饮酒会感觉好一些，可情况恰好相反。停酒不到两天，他总感觉心动过速、坐立不安，经常无故满头大汗，明显感到双手在发抖，连讲话也含糊不清。吃饭时几乎没有食欲，勉强喝了点粥，很快就反胃恶心……张老板很困惑，喝酒痛苦，戒酒更痛苦，这喝也不行，不喝也不行，日子怎么过呢？

经医生解释，张老板才知道自己因长期大量饮酒后突然戒酒而出现了戒断状态，于是出现了上述诸多躯体不适。酒精属于精神活性物质，停用或骤然减用可导致戒断状态。戒断状态可表现为躯体症状，如寒战、体温升高、出汗，心动过速或过缓，流泪、流涕、打哈欠，瞳孔放大或缩小，恶心、呕吐、厌食或食欲增加，腹痛、腹泻等。出现戒断状态的躯体表现时，应予以重视，此时容易并发其他躯体疾病，容易导致临床误诊或漏诊。

38.
突然停药的后果——撤药反应

近一周来，小兰莫名其妙地感到心慌、焦虑、坐立不安，上班时注意力不集中，平时情绪容易激动且爱发脾气，整天感到惶惶不可终日。因为在备孕，她十分担心，急匆匆去医院要求做多项检查，但均未见明显异常。最后医生提醒她，最近是否服用或停用了某些药物，她这才恍然大悟，最近一周为了备孕而突然停用了口服8年的艾司唑仑。

艾司唑仑是临床上常用的一种镇静催眠药物，长期服用具有成瘾性，属于精神活性物质。如果以往长期大量使用这类药物，在突然停用或骤然减量的情况下，当事人在数小时或数天后可能出现撤药反应，如失眠、错觉、一过性听幻觉或触幻觉、紧张焦虑等。

对长期使用像艾司唑仑这种苯二氮䓬类药物者，不宜突然停药或骤然减药，而是建议缓慢减量直到最后停用。

39.
不遵守游戏规则的人——反社会型人格障碍

19岁的小Ａ自进入初中之后开始叛逆，成绩明显下降。她认为自己是花大价钱择校来到该学校的，学校却没有教好她，因此为了报复学校，她每次洗完手都不关水龙头，甚至把学校的水龙头弄坏。宿管阿姨发现后上报学校，她就开始报复阿姨，在楼梯的拐角处大便，将卫生纸丢到窗外。从此以后，坏事不断：故意喷口水到他人身上；学校运动会时，大声喝本班的倒彩，多次引起公愤；剪断小区楼梯间的电话线；反复偷窃；虐待小表妹；反复找熟人或陌生人要钱；动不动就骂人；吵架打架是常事；等等。

上高中后，她经常逃学，出入不健康娱乐场所，吸食K粉，参加不良青少年团体，自称"大姐大"，经常组织打群架，多次被拘留。家长打也打了，骂也骂了，却无任何效果，觉得实在不可理喻，怀疑她心理有问题而将其送精神科就诊。

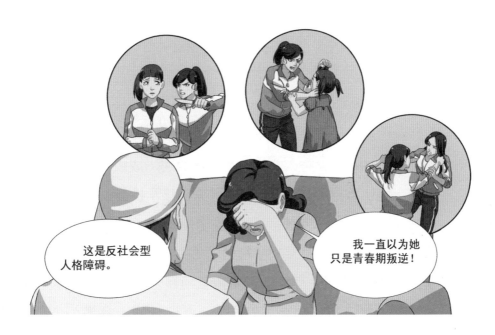

　　这是一例人格障碍患者，具体地说是反社会型人格障碍。反社会型人格障碍，以行为不符合社会规范、经常违法乱纪、对人冷酷无情为特点，男性较于女性多发。患者往往在童年或少年期就出现品行问题，成年后习性不改。反社会型人格障碍的患者常具有以下特征：无社会责任感；无道德观念；无恐惧心；无罪恶感；无自控力和自制力；无真实感情；无悔改之心。

　　除了反社会型人格障碍，人格障碍中还有偏执型人格障碍、分裂型人格障碍、边缘型人格障碍、表演型人格障碍、强迫型人格障碍、焦虑型人格障碍、依赖型人格障碍等。

40.
她仿佛变了一个人——人格改变

　　小沈以前活泼开朗，性情温和，待人热情。自三年前小沈遭遇车祸头部外伤后，周围亲人朋友发现她性格逐渐改变，变得自私自利，不愿搭理人，对以前很亲密的人也不愿理睬，有时甚至恶语相向。她平日沉默少语，情绪阴晴不定，脾气急躁，经常因琐事与人发生争执，还动手打人。家人都以为她心情不好，受了刺激，反复安慰劝导，但小沈依然如故，亲友及单位领导都劝其看精神科医生。

　　精神科医生在详细了解小沈的病史后，诊断其为脑外伤所致的人格改变。

　　人格改变是指一个原本人格正常的人，在严重或持久的应激、患严重的精神障碍或脑部器质性疾病后，其人格发生改变。

　　脑器质性人格改变常以意志行为和情感方面的异常为主要表现。脑损害部位不同，临床表现各异。前额叶损害时可表现为注意力减弱，情感淡漠，意志减退，动力缺乏，主动性差，没有责任心等；颞叶损害时可表现为情绪不稳，易激惹，出现冲动攻击行为等。

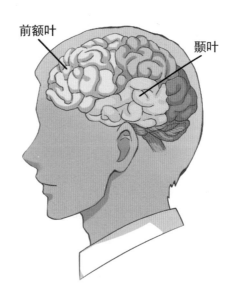

前额叶　　　　　　　　颞叶

四、
早期识别干预

1.

心理问题自我识别

心理问题通常指人们内心的困惑、烦恼、焦躁等情绪问题，其内容一般比较局限，严重程度较轻，持续时间较短，基本不影响思维逻辑和行为。

在人的一生中，每个人都有可能遇到心理问题。在现实生活中，如何正确识别心理问题？出现心理问题怎样办？一般可以从三方面考虑，包括问题的性质、持续时间和影响程度。

正常的心理活动或行为，其内容和形式应该保持一致，并且与客观环境相协调。日常生活中出现与工作压力、家庭矛盾、婚姻危机等有关的不愉快，或出现短暂的失眠、烦恼、不安、情绪消极、人际关系紧张等情况，这些都是暂时的心理失调，属于心理问题。出现这类问题时首先应该进行自我调节，若调节无效，应该寻求他人帮助。但如果出现生活习惯或性格明显改变，甚至出现离奇怪异的言谈、思维或行为，并且这类现象持续时间久，当事人自感痛苦或严重影响工作生活，或给其他人带来麻烦，则要考虑精神障碍的可能性，需要到精神卫生机构寻求专业帮助。

2.
察言观色辨异常

　　早期心理异常多不典型，往往不容易被发现，等到需要送医院治疗时，病情一般都比较严重了。对于心理异常，应坚持早发现、早治疗的原则。察言观色是早期发现心理异常的重要方法，对非专业人员而言，可以从以下几方面了解当事人的情况。

　　（1）生活规律的变化。如以前讲卫生的人近期不爱干净；原来生活节俭，现在挥霍无度；以前睡眠很好，现在入睡困难；等等。

　　（2）性格特征与脾气异常。如原来有礼貌、热情、合群，现在变得沉默寡言、孤僻、对人无礼

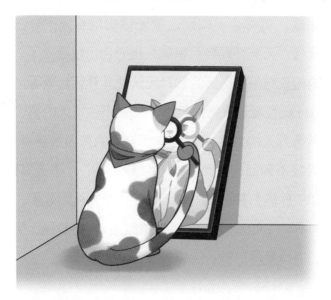

等；一贯与别人难以融洽地相处，常常发生冲突，甚至影响生活和工作；等等。

（3）感受与动作异常。如周围没有人时也能听到有人说话的声音；自言自语，无故发笑；有其他古怪的动作和奇特的行为；等等。

（4）极端敏感与多疑。如无故认为别人谈论自己，捉弄自己；认为有人看不起自己，故意和自己过不去，想陷害自己；觉得报刊、电视上的节目内容都和自己有关系；等等。

（5）情绪喜怒无常。如整天兴高采烈、扬扬自得、精力充沛、爱管闲事，喜欢和别人争吵，自我评价过高，因而常常做出一些不符合实际的事情来；觉得日子难过、度日如年，整日愁眉苦脸、唉声叹气、怨天尤人、悲观失望，觉得生不如死；毫无缘由地整天担心、害怕、紧张；无端怀疑自己患病，担心自己快要死了，但正常的检查结果及医师的解释无法让其释怀；等等。

（6）记忆减退或智力低下。如记不住当天的事，说不出熟悉的人的姓名，常常忘了自己的东西放在哪里，出门后找不到回来的路，办事"缺心眼"，不会算账，生活和工作能力都不如同龄人；不能正常生活起居，衣着不整齐，不知清洁，饮食不知饥饱；情感脆弱，哭笑失控，表情呆傻迟钝；等等。

（7）意识不清，表现糊涂。表情呆愣，说糊涂话，兴奋不安，行为没有目的，不能准确回答问题；搞不清时间、地点，不认识亲人朋友；凭空看到恐怖的动物、鬼怪；等等。

3.
为什么会患精神障碍

对精神障碍的病因学研究，目前取得了一定进展。一般认为，精神障碍病因复杂，是多因素综合作用的结果。

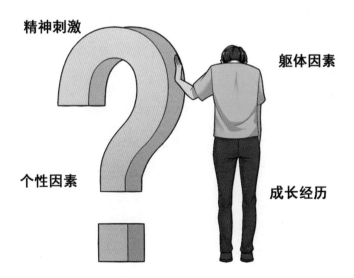

遗传因素

精神刺激

躯体因素

个性因素

成长经历

（1）遗传因素。有精神障碍家族史的人群，患精神障碍的可能性比普通人群要大。血缘关系越近，患病概率相对高些。

（2）躯体因素。感染、中毒、颅脑外伤、肿瘤、内分泌疾病、代谢障碍及营养障碍等严重的躯体疾病，可能会导致精神障碍。

（3）精神刺激。亲人突然死亡、重大财产损失、失恋、重大自然灾害等精神刺激可能造成大脑功能紊乱，进而导致精神障碍。

（4）个性因素。在同样的环境中，承受同样的精神刺激，那些心理不健全、对精神刺激承受能力低、社会支持系统和应对方式不良的人容易患病。

（5）成长经历。被虐待、长期被忽视、遭受家庭暴力、家庭关系不和、抚养人亡故等因素可能对个体心理存在影响。

4.

怎样判断精神活动是否正常

一是纵向比较，即与当事人过去的精神状况作比较。

二是横向比较，即与大多数同龄人目前的精神状况作比较。

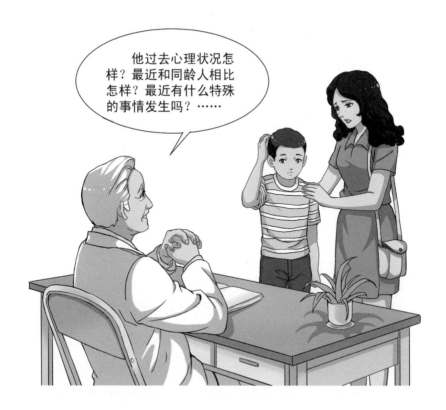

他过去心理状况怎样？最近和同龄人相比怎样？最近有什么特殊的事情发生吗？……

三是结合当事人的心理背景和社会处境作具体分析。

5.
精神异常的共同特点

患者出现精神异常，其表现常具有以下共同特点。

当事人一般不能有意识地控制自己的异常症状，也就是说，当事人是否出现精神异常，并不是他本人能够完全控制得了的。

精神异常一旦出现，很难通过其他人的解释、说明让异常表现消失。

精神异常的表现与周围的客观环境不协调、不相称，甚至相互矛盾。

精神异常会影响当事人的学习、工作和人际交往，甚至影响社会安全管理。

6.
精神异常别忌讳看医生

精神障碍患者常常忌讳就医，原因有很多。首先，社会对精神疾病有偏见，人们觉得患了精神疾病就没脸见人，即使是患神经症、焦虑障碍等轻性精神障碍，也很难下定决心去看病；其次，某些重性精神障碍患者在患病期间往往缺乏自知力，不认为自己有病，所以大多数患者不愿看医生。

实际上，精神障碍同其他疾病一样，在人群中比较常见。精神障碍患者的异常表现，如思维、情感及行为的不正常，是疾病所致，并不是因为其思想道德或伦理品行有问题。因此，精神障碍患者不应受到歧视。大多数重性精神障碍患者不承认自己有病，不主动求医，甚至拒绝治疗，这就需要亲人、朋友、同事和社会人士对他们更有耐心，加倍关爱。此外，我们还应理解、尊重精神障碍患者，不能认为他们思维不正常，就把他们的任何要求都视为不合理。对其合理要求，应尽力予以满足；对一些不合理的要求，也要耐心解释，不能讽刺挖苦。

对精神障碍患者本人而言，要了解疾病经正规治疗后病情是可以得到控制的，疾病治愈后工作能力也并不比正常人差。因此，患者不要羞于启齿，不用自卑，应该正视自己的疾病，鼓起勇气与疾病做斗争。

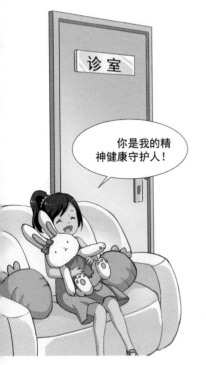
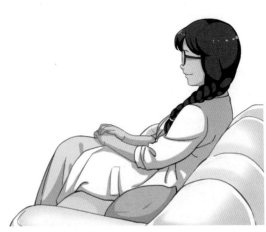

7.

"心病" 可用 "心药" 医

俗话说"心病还须心药医"。这里所说的"心药"除指自己的心理调适、亲人朋友的心理安慰等方法以外，更重要的就是心理治疗。心理治疗（Psychotherapy）又称精神治疗，是指以临床心理学的理论为指导，以良好的医患关系为桥梁，运用临床心理学的技术与方法治疗心理疾病、缓解心理痛苦、提高心理素质的过程。心理治疗是心理治疗师对求助者的心理与行为问题进行矫治的过程。

大部分心理疾病都需要进行心理治疗。心理治疗的技术和方法有认知行为治疗、暗示治疗、精神分析治疗、家庭治疗、团体心理治疗等。可以根据每个人的具体情况有针对性地选择合适的心理治疗方法。

当然，对于严重的精神障碍，在病情严重时可能很难开展心理治疗，而更适合采用药物治疗、物理治疗等方法。

8.
抑郁症治疗有良方

抑郁症一旦确诊，应立即制订合理的治疗目标：在急性期，尽早地减轻患者的痛苦，缓解症状，控制发作；在缓解期，应巩固治疗，预防复发，促进患者回归社会。

抑郁症的常规治疗方法包括药物治疗、心理治疗和物理治疗。

药物治疗的特点是起效相对较快，疗效比较确定，适用于中、重度抑郁症患者。抗抑郁药是当前治疗抑郁症的主要药物，能有效缓解抑郁心境及伴随的焦虑、紧张状态和躯体症状。

心理治疗适用于大多数抑郁症患者，但要求患者有一定的理解、领悟能力。对于急性期有消极观念的抑郁症患者，心理治疗必须与药物治疗同时进行；对无消极观念的轻、中度抑郁症患者，以及急性期症状控制后接受维持治疗的抑郁症患者，心理治疗也有较好的效果。

物理治疗包括无抽搐电休克治疗以及经颅磁刺激治疗等。无抽搐电休克治疗对抑郁症有效，尤其适用于具有严重消极自杀言行、行为抑制、拒食拒药的患者。经颅磁刺激治疗是一种新型的物理治疗方式，适用于一些难治性抑郁患者。无抽搐电休克治疗和经颅磁刺激治疗可以与药物治疗同时进行。

9.
抗抑郁药你了解吗

20世纪50年代以后，服用抗抑郁药已成为抑郁症的首选治疗方式，但我国抑郁症患者很少愿意接受药物治疗，或治疗半途而废。为什么存在这种现象呢？主要是人们对抗抑郁药不了解，害怕服药上瘾、发胖、停不了药等。

抗抑郁药有成瘾性吗？实际上，目前我们临床上常用的抗抑郁药是没有成瘾性的，但是有一些病人在服药一段时间后突然停用抗抑郁药，出现了一些不适的症状，被误认为是成瘾后的戒断反应。其实这是突然停药而引发的撤药反应，避免撤药反应最好的方法是治疗疗程结束后，在医生的指导下缓慢停药。

抗抑郁药含有激素吗？抗抑郁药不是激素，也不是所有的抗抑郁药都会使人发胖。部分抗抑郁药具有调整水盐代谢、对组胺受体强抑制的作用，进而使人食欲和体重增加。另外，抑郁症本身也会让人出现食欲、活动等方面的变化。

抗抑郁药主要用于治疗抑郁症，具有抗抑郁和抗焦虑双重作用，也常用于治疗焦虑症、强迫症、应激障碍、疑病症及慢性疼痛等。抗抑郁药物有严格的使用指征，即使诊断一样，每位患者的用药也有差异。同时，患者也可能出现不良反应，需要监测药物不良反应。因此，抗抑郁药物的使用需要在精神科医师的指导、监测下使用，不能擅自用药、增减药量或突然停药。

如果你正在接受抗抑郁药物治疗，对自己服用的抗抑郁药物的不良反应有任何疑虑，都可以直接与你的主治医生交谈，和他们就症状、治疗目标、药物过敏史和疑虑等相关问题进行交流沟通。

10.
心境稳定剂能 "定心"

一般情况下，良好的人际关系、和谐的家庭社会氛围、健康的兴趣爱好、系统的心理治疗以及有效的自我情绪疏导等对稳定情绪都有很好的作用。

但对双相障碍

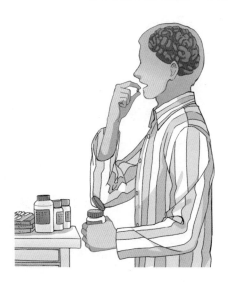

患者而言，心境稳定剂有较好的疗效。它既可以有效稳定患者的情绪，又可以预防躁狂或抑郁发作。并且，在治疗躁狂发作时很少诱发抑郁，在治疗抑郁发作时很少诱发躁狂。

常用的心境稳定剂包括锂盐（如碳酸锂）、丙戊酸钠、卡马西平、拉莫三嗪、加巴喷丁以及抗精神病药（如利培酮、喹硫平、奥氮平等）。但是，这些药物的临床应用应该在专科医师指导下使用，不可私自用药。

11.

正确认识"安定"

安定，学名地西泮，是一种苯二氮䓬类药物。该类药物还有氯硝西泮、阿普唑仑、艾司唑仑等，具有抗焦虑和镇静催眠作用，还可用于抗癫痫、抗惊厥等，对失眠、肌肉紧张、焦虑等也有一定的治疗作用。

一般情况下口服使用，特殊情况如病人抽搐时可由专业人员静脉用药。小剂量、短时间内口服安定是相对安全的，但也需要在医生的指导下使用。

用药后要注意，少部分人晚上服药后次日起床时会感到走路不稳、无力、注意力不集中，因此建议用药后最好不要从事汽车驾驶、高空作业等危险工作。此外，有青光眼和肌无力的病人不能使用该类药物。

　　需要注意的是，大剂量、长期使用苯二氮䓬类药物可能导致耐受性和依赖性。耐受性表现为只有不断增加药量才能达到较好的效果，结果是服药量越来越大。依赖性又称成瘾性。成瘾性产生后，患者一旦停药，则会出现焦虑、紧张、心慌、焦躁不安甚至生不如死感，即所谓的戒断症状。因此，该类药物不宜长期大量使用。

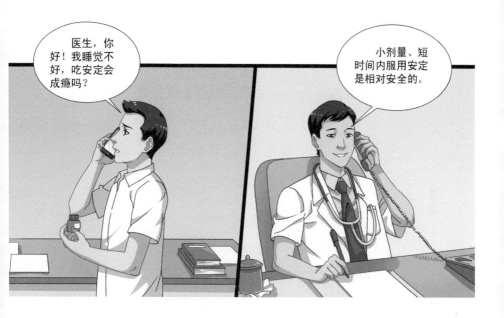

12.
服用抗精神病药物需注意的问题

服用抗精神病药物需注意以下问题：

（1）要缓慢加、减药量；

（2）要系统用药，且要有足够的药物剂量和足够的用药时间；

（3）用药个体化，即要考虑患者的年龄因素、躯体情况等；

（4）注意观察有无药物不良反应；

（5）服药期间作息要规律，避免过度劳累；

（6）要注意安全，用药后要尽量避免高空高危作业、汽车驾驶、复杂机械操作；

（7）服药期间避免饮酒，不吸烟。

13.
什么是 MECT

无抽搐电休克治疗（MECT），俗称"电疗"，是在治疗前先注射适量的麻醉药和肌肉松弛剂，然后利用短暂的、一定量的电流刺激大脑，引起患者意识丧失，从而达到无抽搐发作而治疗精神障碍的一种方法。主要用于治疗以下几类病人：严重兴奋躁动、冲动、伤人损物者；严重抑郁，有强烈自责、自罪、自伤、自杀行为者；需尽快控制精神症状者；拒食、违拗和紧张木僵者；药物治疗无效或对药物不能耐受者。在进行电休克治疗前，需做好躯体和神经系统检查，如拍胸片、心电图、脑电图、头部 CT 等，排除躯体疾病。

对某些特定病人来说，MECT 相对安全有效，而且见效快。但少部分患者在治疗后可能出现短暂的意识混浊和记忆丧失，或出现头痛、恶心及呕吐。

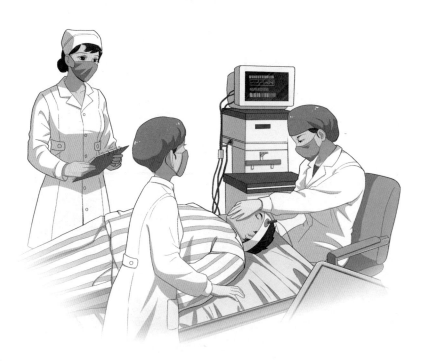

14.
什么是经颅磁刺激治疗

　　经颅磁刺激治疗是在脑的特定部位给予磁场刺激产生治疗作用的一种治疗方法。治疗时将一绝缘线圈放在指定部位的头皮上，由治疗仪向线圈快速放电，线圈产生的磁场通过头皮、头骨，进入大脑，使刺激部位的组织细胞产生生物电流，引起神经细胞的兴奋或抑制，

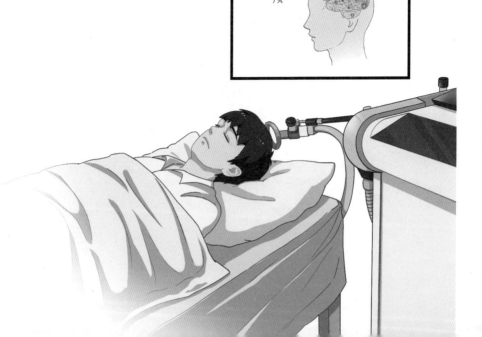

进而产生一系列生物效应，达到治疗目的。经颅磁刺激治疗可用于抑郁症、精神分裂症、强迫症、焦虑症、失眠等。治疗的不良反应较少，少数人可能出现头痛，偶有诱导癫痫发作等。需注意，头颅内有金属异物、耳蜗植入物，体内植入心脏起搏器者不可使用经颅磁刺激治疗，有癫痫病史或有癫痫家族史者不可使用高频刺激治疗。其他一些不适合治疗的情况包括患者正值孕期、颅脑疾病急性期。

15.
什么是生物反馈疗法

生物反馈疗法是在行为疗法的基础上发展起来的一种治疗技术和方法。它利用现代化仪器，把求治者的生理机能转换为声、光等反馈信号，再让求治者根据反馈信号，学习调节自己生理机能，达到防治身心疾病的目的。运用于生物反馈治疗的设备有肌电反馈仪、皮肤湿度反馈仪、脑电反馈仪及脉搏反馈仪等。目前主要用于治疗：（1）神经系统功能性病变与某些器质性病变所引起的局部肌肉痉挛、抽动、不全麻痹，如咬肌痉挛、痉挛性斜颈、磨牙、面肌抽动与瘫痪、口吃、职业性肌痉挛、遗尿症、大便失禁等；（2）焦虑症、恐怖症及与精神紧张有关的一些身心疾病；（3）紧张性头痛；（4）高血压;(5)偏头痛;(6)其他,如消化性溃疡、哮喘病、性功能障碍等。在实施生物反馈疗法前,必须向求治者解释清楚治疗的目的和治疗方法,以消除他们对电子仪器的顾虑。

16.

"强制" 治疗也是爱

有些精神障碍患者不知道自己的心理和行为是病态的,不承认自己有病,不主动看医生,不愿意服药;还有些精神障碍患者因为受到病态思维的影响,不服从管理,甚至出现肇事肇祸行为,危害自身或他人安全,给社会和安全管理带来极大隐患。

《中华人民共和国精神卫生法》规定:疑似精神障碍患者发生伤害自身、危害他人安全的行为,或者有伤害自身、危害他人安全的危险的,其近亲属、所在单位、当地公安机关应当立即采取措施予以制止,并将其送往医疗机构进行精神障碍诊断。

精神障碍的住院治疗实行自愿原则。诊断结论、病情评估表明,就诊者为严重精神障碍患者并有下列情形之一的,应当对其实施住院治疗:

(一)已经发生伤害自身的行为,或者有伤害自身的危险的;

（二）已经发生危害他人安全的行为，或者有危害他人安全的危险的。

17.
学会应对心理危机

危机是指严重的、需要紧急处理的危难处境。危机出现是因为个体意识到某一事件和情景超出了自己的应对能力，而不只是个体经历的事件本身。

心理危机则是指个体处在危难关头时，当事人自己既不能回避，又无法用自己的资源和应对方式来解决

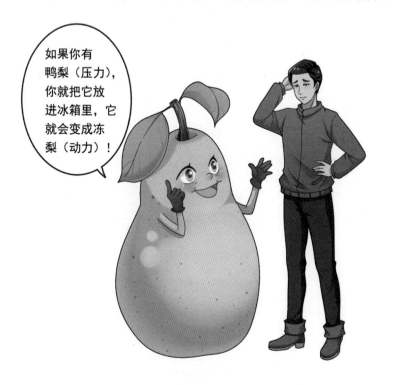

问题，而出现的心理反应。心理危机对人的影响有时非常大，容易导致严重的心理和行为问题，包括认知歪曲、出现不良情绪等，甚至会出现思维和行为紊乱。

对遭遇心理危机的人而言，学会应对心理危机并接受心理危机干预非常有必要。建议如下。

第一，要保障安全。包括保障当事人、干预者和其他人的生命安全以及财产安全。

第二，要学会评估。评估危机的严重程度、原因；评估当事人身心状况、应对资源。

第三，当事人和干预者之间要建立信任关系。

第四，评估并确定心理危机中表现出来的主要问题。

第五，要处理好认知与情绪问题。

第六，当事人和干预者要共同寻找解决问题的有效办法。

第七，干预者要协助当事人制订解决问题的计划，并督促其实施。

第八，要及时结束心理危机干预并进行跟踪随访。

18.
重视心理安全管理

心理安全管理是指利用心理学、行为医学和精神医学等学科理论体系和技术方法，指导和促进心理安全管理工作。

自杀对家人、朋友影响深远。据推算，1例自杀死亡可使6个人受到严重影响，1例自杀未遂可使2个人受到严重影响。此外，有报告表明，至2018年底，中国在册严重精神障碍患者有599.4万，因精神障碍引发的肇事肇祸时有发生，从心理学角度加强安全管理已迫在眉睫。

要加强心理安全管理，需要掌握心理学、行为医学、社会学和精神医学等跨学科基本知识和相关专业技能，在实际工作中要善于在早期发现危险行为线索，要有心理危机干预能力和实践经验，特别是要懂得急性危机处理相关的法律、法规和工作程序。

19.
什么是非自杀性自伤

逸飞与倩倩这对小情侣又吵架了。逸飞气愤地冲出了家门，在路边的便利店买了一把刀，坐在河边越想越气，拿起刀就在自己的左手臂上划，一刀接着一刀，直到逸飞平静下来，这时他的手臂上全是整齐排列的、冒着小血滴的伤口。逸飞回到家，倩倩看到逸飞的伤口，惊了一下，然后熟练地找出药箱给逸飞清理伤口。看得出逸飞不是第一次这样做了。

逸飞身上还有很多这样的伤痕，都是逸飞心情不好或愤怒的时候，用锋利的物件伤害身体留下来的。倩倩曾劝逸飞去看看心理医生，但逸飞不愿意。现在逸飞的情绪变化越来越频繁，伤害自己的行为也变得越来越多。终于有一天，在倩倩的苦苦劝说下，逸飞同意去看心理医生，在心理医生这里倩倩和逸飞第一次知道了这种行为叫非自杀性自伤（NSSI）。

医生告诉他们：非自杀性自伤是指个体在没有明确自杀意图的情况下故意、反复地改变或伤害自己身体组织的一种行为。最常见的自伤方式为用刀割，其次为用力抓，此外还有击打自己、干扰伤口的愈合、在粗糙的物体表面上摩擦皮肤、在身体上雕刻、用针扎、吞咽危险物品、揪头发等。有研究表明，青少年时期是 NSSI 的高发阶段，以15～16岁最为常见。NSSI 的常见动机依次为调节情绪、自我惩罚、控制他人、体验痛苦。诱发 NSSI 的危险因素有以下几类：内向、自卑的性格；童年期的负性经历，如躯体虐待、性虐待等事件；青少年做事情不考虑后果，喜欢尝试有刺激性的、危险性的行为；父母的过分干涉；抑郁障碍，青少年精神障碍，品行障碍，边缘性人格障碍，进食障碍，等等。另外，网络暴露、校园暴力与青少年 NSSI 的发生有密切关系。

目前大多数学者主张 NSSI 以心理治疗为主，严重者辅以药物治疗和物理治疗。其中，常见的心理干预包括辩证行为疗法、心理化基础疗法、团体治疗、家庭治疗及情绪管理能力提升训练。而药物治疗主要是针对青少年抑郁情绪、品行障碍、精神障碍等疾病，目前尚无针对 NSSI 的药物。

20.
自杀有先兆

自杀是严重的公共卫生问题，可以预防，但难以杜绝。有精神障碍或心理行为问题的自杀人员，常见的危险行为线索包括：

（1）近期出现严重的挫败感、羞耻感或内疚感、悲观绝望感；

（2）近期有过自伤、外走、冲动、毁物的行为；

（3）无故谈及"死亡""离开"的话题，或在不寻常情况下说"再见"；

（4）将至爱的物品赠予他人，并避开朋友或亲人，不想和人沟通，希望独处；

（5）性格或装束打扮出现很大变化，并做出一些失去理性的或怪异的行为；

（6）近期遭受精神创伤，向他人表露过想进行危险行为的想法；

（7）曾向他人询问过自杀的方法。

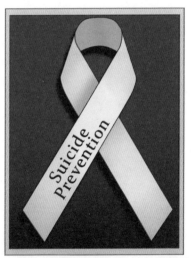

9月10日世界预防自杀日，行动创造希望

21.
自杀的心理干预

　　自杀干预可以分为自杀前干预、自杀中干预和自杀后干预。

　　自杀前干预。立足于教育，重在预防。但国外研究发现，基于群体水平的自杀预防教育效果并不理想；相反，基于个体的有针对性的自杀干预效果会更好一些。当然，做好心理健康知识普及有利于从群体角度在早期发现心理和行为问题，也有助于在早期发现自杀等危险行为线索。

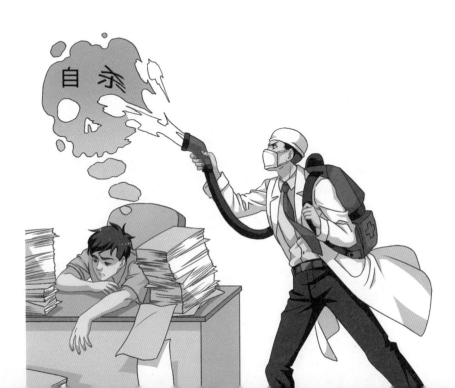

自杀中干预。自杀中干预是一个复杂的行为过程，针对不同自杀个体，自杀中干预策略与实施过程均不相同。在具体的干预过程中要注意以下几点：

（1）多倾听。给当事人时间，让他说出内心的感受和担忧，并巧妙地了解他自杀的想法。实践表明，这种询问和了解不但不会增加自杀风险，反而有可能挽救自杀者的生命。

（2）多陪伴。当发现某人自杀时，要尽量安排人和他在一起。陪伴是一种有力的社会支持，尤其是能给当事人提供心理上的支持。此外，陪伴过程中还能充分争取援助，增加营救当事人的机会。

（3）快行动。对正在实施自杀的人，要快速采取具体行动。不要让他独处，尽快将其转移至安全的地方，远离危险物品或场所。当发现当事人出现疑似心理行为问题时，及时寻求专业帮助或及时送医。

自杀后干预。应该对有自杀意念或自杀未遂的当事人，以及对自杀亡人事件后死者的家人、朋友、现场救援人员等提供心理干预。对自杀未遂人员，应该定期跟踪评估，并提供心理援助。

22.
了解心理咨询与治疗

心理咨询与治疗过程中，因来访者的问题、个性、动机等不一样，心理咨询师或治疗师会采用不同的咨询方法。但很多时候会多种方法整合使用，以期更有效地帮助来访者认识问题、面对问题和解决问题。以下介绍常见的几种心理咨询与治疗的方法。

（1）支持疗法（支持性心理疗法）。采用共情与理解、接纳与反映、倾听与解释、肯定与鼓励等方式，建立安全、信任、温暖与被接纳的专业关系，使来访者获得归属感，恢复自信，从而减轻心理负担，提升社会适应性。

（2）行为疗法。通过行为分析、情景设计和行为干预等方法，达到改变不良行为、减轻和消除症状、促进来访者社会功能康复等目标。常用技术有放松训练、系统脱敏、厌恶疗法、冲击疗法、自信训练、模仿与角色扮演等。

（3）认知疗法。让来访者认识到当前困扰与自身原有的不合理信念有关，从而指导来访者改变原有的认知结构，纠正不合理信念，发展出适应性思维且改变自身的行为。

（4）精神分析疗法。运用自由联想、梦的解析、修通与重构等技术，让来访者理解潜意识的心理冲突和不成熟的防御方式，明白自身症状的实质，达到消除或减轻症状、完善人格的目的。

（5）人本主义疗法。强调"以人为本""以来访者为中心"，形成真诚相待、共情陪伴、无条件积极关注的专业关系。帮助来访者进行自我探索，认识自身的价值和潜能，实现自我重组、发展更自在和更成熟的行为方式。

（6）沙盘游戏疗法。让来访者在沙盘中利用沙子、沙具等创造作品，以表达其内心世界。运用触觉、视觉、听觉和嗅觉等感觉通道将内心深层次的困扰、无以言表的压力等具象化，以此激发个人内在的治愈力量，实现内外世界的沟通与联系。

（7）家庭治疗。以家庭为干预单位，从家庭系统角度解读个人的行为与问题。通过会谈、行为作业及其他非言语技术来引导家庭系统的变化，创造新的交互作用方式，提升个体和家庭功能。

（8）团体心理咨询。由背景、问题相似的人组成团体，通过团体中的人际互动，促使个体在互动中通过观察、学习、体验，从而认识自我、探讨自我、接纳自我，调整和改善与他人的关系，学习新的态度与行为方式，提高生活适应能力。

23.
不能仅凭心理测验下结论

心理测验是一种重要的评估方法和决策辅助工具，它通过测验被测对象对题目的反应来间接推测其心理特质，有助于专业人员分析被测对象的心理行为特征。

按照测验内容可分为：能力测试，包括智力、记忆、思维等普通能力测试；人格测试；兴趣测试；心理健康状况测试；等等。但是，人类的心理活动极为复杂，我们至今仍无法直接测量，能测试的只是人的外显行为。此外，心理测验从理论到方法还存在一些问题，需要在实践中不断完善。因此，在临床诊疗过程中，心

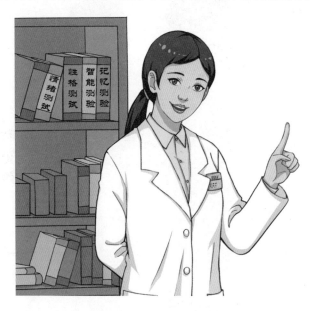

理测验结果需要经过专业人员分析，并与精神状况检查和病史资料相结合，才能协助诊疗。不能仅凭心理测验结果直接做出疾病诊断。

总之，心理测验结果可信，但不能全信；心理测验结果有用，但不能完全依靠它做疾病诊断。

24.
心理咨询的范围

心理咨询是心理咨询师运用心理学的原理和方法，和来访者平等沟通、交流，共同分析、探讨来访者心理困惑的原因和解决办法，以缓解来访者的负面情绪，提

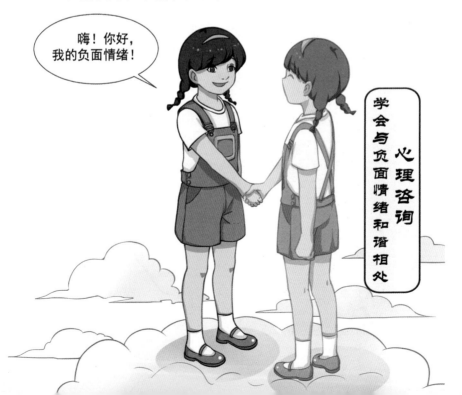

高其生活质量的心理干预方法。需要解决问题而来寻求帮助者称为来访者或者咨客，为来访者提供帮助的心理咨询专业人员称为心理咨询师。适合接受心理咨询的范围包括：

(1) 人际关系紧张、社会交往困难；

(2) 孤独、自卑、胆小、脾气暴躁等个性问题；

(3) 失眠、多梦、早醒等睡眠问题；

(4) 恋爱、家庭、婚姻困扰；

(5) 学习困难；

(6) 轻度短暂的紧张、焦虑、忧郁等情绪问题；

(7) 打架、偷窃等品行问题；

(8) 严重吸烟、酗酒等成瘾行为；

(9) 其他。

25.
心理咨询与心理治疗的区别

心理咨询与心理治疗都是专业性的心理服务，二者都注重良好的咨询 (治疗) 关系的建立，但也存在区别。

(1) 对从业人员要求不同。心理咨询师不一定需要医学专业背景，但需要学习心理咨询理论和方法。心理治疗师需要具有医学背景，并经过系统的心理治疗理论和技能培训，通过考核后才能具备从业资格。

（2）行业管理部门不同。自2017年9月起，相关部门不再颁发心理咨询师资格证书。心理治疗师资格证书属于国家职业资格证书，由国家卫生健康委考核及管理。心理治疗工作只能在医疗机构中进行。

（3）服务对象不同。心理咨询面向社会大众，主要对婚恋、家庭纠纷、夫妻关系、升学就业、职场人际、个人发展以及教育等问题提供咨询帮助。心理治疗是精神障碍的一种治疗方法，主要为某些精神障碍患者提供临床心理学的专业帮助。

（4）工作方法不同。心理咨询主要通过共情、倾听、言语表达等方式开展咨询工作。心理治疗专业技术性、针对性强，主要采用认知心理治疗、支持性心理治疗、行为治疗等专业治疗方法为患者提供帮助，一般治疗时间长。

26.
了解心理治疗规范

2013年12月，原国家卫生和计划生育委员会发布了《关于印发精神障碍治疗指导原则（2013年版）等文件的通知》（国卫办医函〔2013〕525号），其中就有《心理治疗规范（2013年版）》。

《心理治疗规范（2013年版）》明确了心理治疗的定义、分类，对各类操作技术予以规范。规范包括总则、心理治疗的分类及心理治疗的操作技术三个章节。总则中涉及心理治疗的定义、人员资质、对象和场所、伦理要求、法律责任方面的内容；心理治疗的分类中选取13种心理治疗技术作为医疗机构内的适宜技术进行推广，并实施规范化管理，主要分为基本心理治疗技术、专门心理治疗和其他特殊心理治疗；心理治疗的操作技术主要介绍支持性心理治疗与关系技术、暗示——催眠技术、人本心理治疗等。

规范从事心理治疗专业人员的医疗行为，最终目的是提高医疗质量，保证医疗安全，让患者受益。心理治疗规范中有很多需要专业人员熟知的内容，包括心理治疗是什么——一类应用心理学原理和方法，由专业人员有计划地实施的治疗疾病的技术；心理治疗的目的是什么——通过与患者建立治疗关系与互动，积极影响患者，达到减轻痛苦、消除或减轻症状的目的，帮助患者健全人格、适应社会、促进康复；心理治疗要遵循什么——遵循科学原则，不使用超自然理论等。

2022年1月24日，国家卫生健康委在《关于政协十三届全国委员会第四次会议第3616号（医疗体育类324号）提案答复的函》中提到，正组织专家对《心理治疗规范》进行修订。心理治疗工作会越来越规范，为大众提供更好的服务。

27.

心理咨询要保密

　　心理咨询是一项特殊服务，需要对来访者的相关信息和咨询过程保密。

　　在心理咨询过程中，要对来访者的姓名、职业、病情及咨询过程等实施保密。没有来访者的同意，咨询师不可泄露有关情况，不能随意向领导汇报、对亲朋诉说或在同事间交流。

　　但对涉及自杀、他杀等行为倾向，或有自杀、伤人及破坏社会等危及生命、危害社会安全管理或损害公共利益行为的，咨询师必须按法定要求，按程序向有关部门汇报。

28.

如何获得更好的心理咨询与治疗效果

　　不良的情绪、压力长期得不到解决，心理问题将逐渐加重，在某些情况下有可能发展成为心理精神疾病。随着人们心理健康意识的提高，心理咨询与心理治疗服务被越来越多的人所认识并接纳。那么，如何获得更好的心理咨询与治疗效果呢？

　　（1）放下顾虑，坦诚交流。每个人都有不一样的经历、感受，心理治疗师需要时间对您进行全面了解。放下顾虑，坦诚交流，从而获得治疗师最大程度的帮助。每一名心理治疗师都会严格遵守保密原则，不会不经允许将您的相关信息告诉他人，包括您的家人。

（2）直面问题，主动自我分析。心理咨询与心理治疗成功的关键是把心理咨询与心理治疗中的体会、领悟用来改变态度，调整行为。所以，整个过程需要您积极

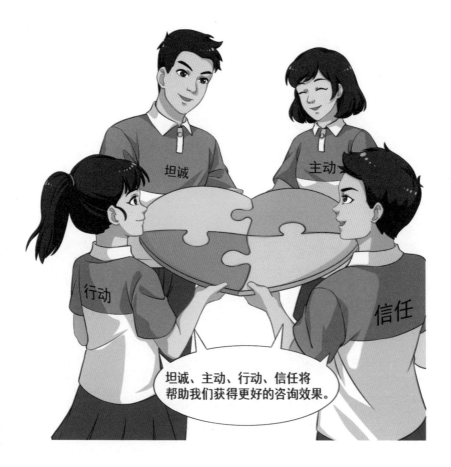

地进行自我分析，面对问题，选择突破和改善。

（3）认真配合，完成治疗任务。解决心理问题或重建心理架构，需要您和心理治疗师协商、沟通，并按照计划完成任务，在这一过程中积极反馈自己的想法和感受且积极配合心理治疗师的治疗。

（4）信任理解，构成治疗联盟。在疗愈过程中，离不开您的家人、朋友，以及对您来说很重要的人的支持、理解和陪伴。邀请他们参与到您的治疗中，形成医院—家庭—社会治疗联盟，一起改变，共同守护心理健康。

五、
维护心理健康

1.

如何寻求心理帮助

　　每个人都可能出现心理问题，出现心理问题也不可怕，但需要及时、恰当处理。

　　首先，可以自我调节。可以自我疏泄情绪，换个环境调整心情，换个角度看问题。

　　其次，可以向他人倾诉。说话本身就是一种疏泄；而且旁观者清，他们或许可以给出合理建议，引导当事人理性思考。

　　再次，可以寻求心理专业人员帮助。专业人员从

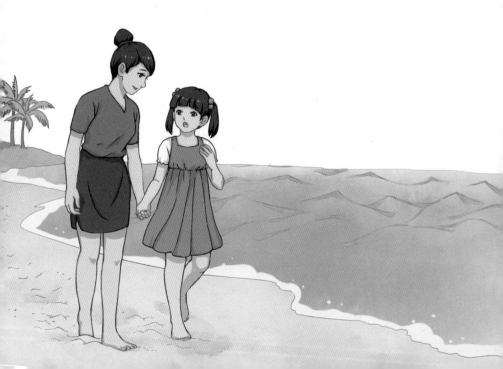

专业的角度进行分析、引导，帮助当事人客观、冷静地处理问题。如果心理问题严重到精神障碍的程度，建议看精神科医生，医生会以最佳的方式诊治疾病，促进健康。

最后，无论以何种方式走出心理困惑，都需要自我努力。过分依赖他人而自己不努力，或坚持己见、顽固不化，不利于心理健康。

2.
做情绪的主人

人有喜怒哀乐，但我们可以做情绪的主人。

情绪与人的态度密切相关。积极乐观的人往往有积极健康的情绪。他们热爱生活，有着乐观的生活态度，即使遭遇挫折、失败，甚至危及生命，也依然能够保持积极向上的心态。卡耐基说过，"有了快乐的思想和行为，你就能感到快乐"。

在生活中，我们可以通过改变自己的态度来控制自己的情绪。情绪是奔腾的"洪水"，而理智就是一道坚固的"闸门"。当情绪不稳时，可以尝试通过以下方法进行调整。

（1）转移注意力。改变注意的焦点；做自己平时喜欢做的事；改变生活环境。

（2）合理发泄情绪。在适当的场合哭一场；向他人倾诉；做体育运动；放声歌唱或大叫几声。

（3）理智控制法。自我解嘲；自我安慰；自我暗示；自我激励；心理换位；学会升华。

生活好比一面镜子，你对它笑它就笑，你对它哭它就哭。你无法改变天气，却可以改变心情；你无法控制别人，但可以把握自己。

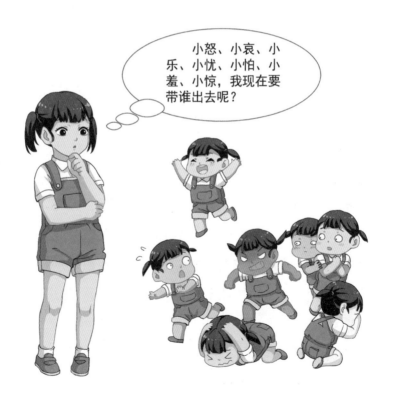

3.
性格的自我塑造

培根说过："人是自己性格的设计师和创造师。"

性格是一个人在对现实的稳定态度和习惯化了的行为方式中表现出来的人格特征。

良好的性格，如开朗、坚强、勇敢、包容、乐观、勤奋、热心助人等，有助于身心健康，成就人生。偏执、狭隘、暴躁、消极、以自我为中心、懦弱、懒惰、胆小等性格特征，则可能使个体在社会适应、人际交往、个人成长及发展等方面出现困难，甚至影响健康。研究表明，某些重性精神疾病的发生、发展，与不良性格特征有一定关系。冠心病、癌症、消化道溃疡等心身疾病也与性格有关。

性格与遗传有关，也与后天环境有关。通常5岁左右是性格养成的黄金时期，家庭环境与学校教育均起着重要作用。随着个体生理、心理的发展，性格逐渐形成并趋于稳定。在此过程中，个体的主观努力对性格的塑造、健全也起到重要作用。

自我性格塑造主要包括三方面：

一是全面认识自我，客观评价自我；

二是努力发挥性格优势；

三是改变、去除不良性格特征，培养良好的性格品质。

4.

不因胆小而自卑

三个小朋友和妈妈来到动物园，站在凶猛的狮子面前，他们被吓坏了。一个孩子躲在妈妈的背后，说："我要回家。"回家后孩子对妈妈说："我真胆小。"另一个孩子脸色苍白全身发抖，但他站在原地，仰着头说："我一点儿都不害怕。"可回家后孩子对妈妈说："我还是胆小，手脚都发抖了。"第三个孩子恶狠狠地瞪着狮

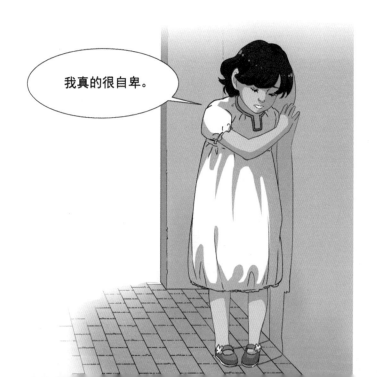

子，问妈妈："我可以朝它吐口水吗?"这个孩子回家后也问妈妈："我是不是有点儿胆小?"

三个孩子或多或少都表现出了胆小的心理特征，只是严重程度和表达方式不一样。他们对自我的认知、情绪、决策和行为出现了不同程度的错误估计，以至于在母亲面前表现出了不同的判断或疑惑。

生活中需要正确认识自我，学会肯定自己，不因胆小而自卑。

5.
感悟真实的幸福

现实生活的忙碌让人们过多地关注外界，极少关注自己的内心活动，人们常常在一层亮丽的外衣下迷失了自我。

尝试让自己的生活慢下来，把心打开，用心去看、去听、去感受，坦诚相待，从心底感受自己和他人。无论是一个微笑、一次触摸还是一个拥抱，都尝试用心去体会，品味这个小小的姿势所蕴含的意味，让它变为由衷的、内在的情感。

如此坚持，你将体会到一种积极情绪，感受到温暖、幸福和美满。

6.
细数你的善意

可以从两方面理解善意：一是别人对你的友善，如收到一张别人向你表达谢意的纸条；二是你对别人的善意，如在公共汽车上给抱孩子的妈妈让座。

这些行为在生活中无处不在，看似很平凡，但是当你识别出并真正理解其中的善意时，这些平凡的举动带来的收获就不再平凡。它不但增强了你的积极情绪，也巩固了你的人际关系。

尝试给自己准备一本感恩日记，一周中用几天时间来记录下别人对你的友善，定期把注意力投入到生活中感悟幸福的事情。学会用另一种眼光欣赏自己善意的举动，也可以尝试选择在特定的日子去做几件大好事，将自己的善意提高到一个更高的水平。

经常细数你的善意，并坚持做下去，你将会收获意想不到的幸福。

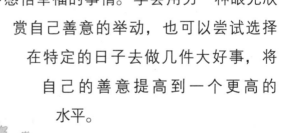

7.
培养坚强的品质

坚强的品质不仅有助于我们高效地完成学习、训练和工作任务，取得多种成就，还与个人进步和幸福生活息息相关。

锤炼坚强品质的方法有：

充满自信。"自信人生二百年，会当水击三千里"。自信是一个人对自己积极的感受，觉得自己有能力、有价值。这种积极的自我感受将增强我们克服困难的勇气。

内心有爱。对家人有爱，对别人有爱，对团队有爱，对职业有爱。爱是一种力量，增强我们的责任感，使我们更坚强。

不放弃，不抛弃。不放弃我们心中的信念、理想、追求与原则，以及由信念、理想、追求与原则所激励的努力与拼搏，不放弃最后一刻成功的机会。不抛弃亲情、爱情、友情，和由此所带来的温暖与安全，不抛弃所有努力创造的一切。

8.
利用自我优势

　　研究发现，了解自我优势可以使人幸福。寻找自我优势并利用优势，将使人发挥潜能，更容易成功。每天有机会做自己最擅长的事情的人，即凭借自我优势行事的人，更容易走向成功。

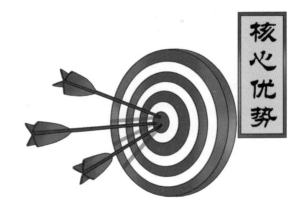

　　积极心理学归纳出了24种个性优势，即创造力、好奇心、开放性思维、学习能力、洞察力，勇敢、毅力、正直、热情，爱与被爱的能力、善良、社交能力，合作、公平、领导力，宽恕、谦逊、谨慎、自我调节，对美和卓越的欣赏、感激、希望、幽默、信仰等。

　　我们可以使用一些方法来发现自我优势，也可以通过其他人的视角来发现自我优势。比如，你可以咨询了解你的人，让他们描述你在什么情况下处于最佳状态，从而提取很多关于你最佳状态的关键信息，然后在生活中努力保持这类状态，重塑你的工作或日常生活。长期坚持这样做，你将受益无穷。

9.
保持你的好奇心

保持一颗好奇心，不将自己置于美好之外。好奇心，就好像是打开未知世界的触发点，让人不满足于现状，不断突破自身的限制，一直保持年轻的活力、开放的心态和开阔的眼界。

孩子充满好奇心，会更快成长；青年人充满好奇心，会更加睿智；中年人保持好奇心，会使人生更加闪光；老年人保持好奇心，会显得年轻。

率性地展现你的好奇心，也是人生快乐的体现。

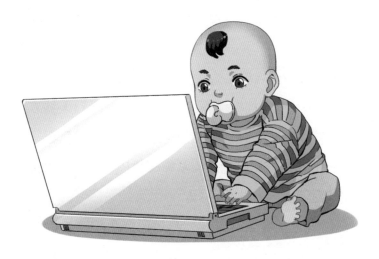

10.
寻找生命的意义

生命的意义是什么？每个人都有自己的答案，需要自己去领悟。无论你承认与否，生命最基本的意义是快乐和幸福。寻找快乐、幸福，有时是一件简单的事。

今天的工作是有一半未完成，还是完成了一半？孩子的学习成绩是比邻家的孩子差一截，还是比过去有进步？生活中的大多数情况都不是绝对的糟糕，要善于从问题中发现积极的一面，让自己感到安慰和快乐。

你可能认为这样做微不足道，但生命的意义往往就由这些小小的积极意义积累而成。

11.
品味生活的美好

很多人已经拥有了很多，却总在抱怨别人拥有的更多，常常挂念自己还没有得到的，对自己已经得到的不知道珍惜。这样的人，活在攀比中，心就像个无底洞，永远不会觉得生活美好。

有的人在好运发生时，总是在怀疑和猜忌，认为

"这不是真的发生在我身上""这是不可能发生的""这样的事情不会持续太久"。当美好接近时，他们往往回避，虽然美好接近了他们，但又迅速地消失。

但也有人懂得品味美好生活。无论在过去、现在还是未来，好事发生前，这些人会告诉自己：当……的时候就太好了。好事发生时，他们会想：我真的完全陶醉在其中。好事发生后，他们会在回忆中重温曾经的美好感觉。

品味生活中的美好有时需要放慢脚步。可以学会有意识地去关注生活细节，包括灿烂的阳光、清新的雨水、碧绿的树叶、家人的电话、朋友的问候等。

12.
追随自我的激情

人的生活离不开劳动和工作。如果你觉得你拥有了世界上最好的工作，你会认为自己不再是为生计奔忙，而是在体验乐趣，你的生活便充满了激情、挑战和快乐。

有人称这种快乐的感受为"心流"。这是一种个人将精力完全倾注在某种活动中时体验到的酣畅淋漓的感觉。这种感觉混合了高度的兴奋、忘我感及充实感。

珍惜现在的工作，带着激情生活。追寻"心流"体验，塑造充实的自我。

13.

梦想你的未来

每个人都有未来，追寻未来是我们前进的动力。

常常为自己构想最好的将来，并努力行动，使每天的目标和动机与未来相联系，让未来可实现、可操作。

梦想未来并对每天的生活有深入的了解，你可以在日常生活中发现更多的好处。当你回想过去，你会发现过去的日子并没有浪费，过去不是碌碌无为，现在都

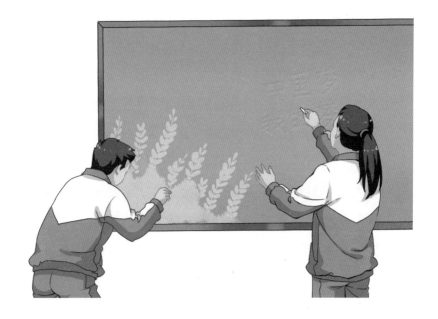

是在过去的基础上不断向前迈进的，这样你会感到生活更加有意义。

14.
活到老，学到老

　　你喜欢学习新的东西吗？你喜欢上学、阅读、参观博物馆吗？你是某个领域的专家吗？你的专长被周围的人敬佩吗？在没有任何外在诱因的情况下，你还会对某领域有继续学习的兴趣吗？

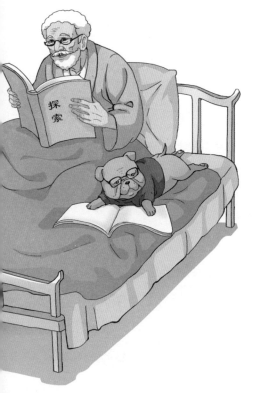

　　研究发现，喜欢学习新东西的人，更容易获得幸福感。社会的竞争，逐渐从知识竞争转向学习能力的竞争。无止境的学习，是每一个智者所必需的。人要想不断地进步，就得活到老、学到老。知识掌握得越多，才越有力量，这对个人成长和事业发展是非常有帮助的。

15.
人生因挫折更精彩

　　漫长的人生旅途中，有平坦的大道，也有崎岖的小路；有灿烂的鲜花，也有密布的荆棘。

　　生活中完全没有挫折或挫折过多、过强，都不利于身心健康。当一个人缺少挫折、感到空虚寂寞时，他可能会主动寻找刺激，如冒险、旅游、参加体育竞赛或看恐怖电影，个别人甚至会酗酒、打架斗殴，给自己和社会带来麻烦。

　　当然，过度频繁的挫折或高强度的挫折又会让人难以应付，感到难受并希望摆脱这些挫折，少部分人还会因此出现心理和行为方面的困扰，影响正常生活。

　　挫折磨难有助于锻炼意志，增强能力。坚强地面对挫折，勇往直前，风雨之后见彩虹。

16.
比大海更宽广的是胸怀

　　大海之所以博大，在于海底的低地势带来的巨大容纳量。宽广的胸怀、良好的兼容能力，将使人获得更多的幸福感。

　　宽容是一种能力，是在理解的基础上形成的一种能力。宽容的人能够理解他人，能综合而全面地看待问题，从而很快地适应各种不同的环境，与人合作融洽，充分发挥自己的潜能。

宽容是一种美德。宽容并不简单地等同于认可，更是一种尊重。尊重他人的个性，尊重他人的想法和做法，尊重他人的爱好信仰，让他人获得被尊重的感觉。

宽容是心理健康的一剂良方。宽容对他人而言是包容，对自己而言是豁达，它使我们内心温和，消除许多无谓的矛盾、苦恼，使我们的心态处于"海阔凭鱼跃，天高任鸟飞"的愉悦从容状态。

善于宽容，就是善待自己。

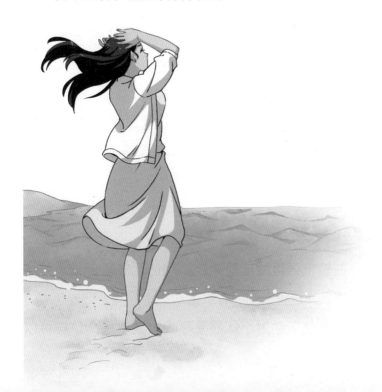

17.
平凡生活中的积极人生

　　大多数人都平凡而快乐地生活着。并不是每个人都能成功，只要你积极对待每一天，努力对待每件事，认真对待每个人，你的人生就是精彩的。积极乐观，认真面对平凡生活，我们就是幸福的。

　　快乐与否，主要取决于内心是否和谐，与别人对我们的看法、我们所拥有的一切关系不大。金钱、名望不能决定你是否幸福，它们只有在我们对自我感到满意时，才发挥作用。

　　人们总爱假定幸福是有条件的，喜欢为自己的人生设定各种标准。实际上，幸福、快乐是一种主观感受。积极乐观的人，往往不需要特定时间、地点等附加条件就能感受到幸福。

　　我们并非不快乐，而只是让思维定式禁锢了原本可以快乐的心。

18.
有氧运动有利于身心健康

　　在较低强度的运动中，运动的耗氧量低于人体所摄入的氧，这类运动叫有氧运动。

　　做有氧运动时个体需要呼吸大量空气，这样可以增强肺活量和心脏功能，促进血液循环，增加血液携氧能力，提高机体抵抗力。有氧运动还有助于消除紧张情绪，释放压力，缓解脑力劳动所带来的疲劳，提高大脑的工作效率，保持积极向上的情绪状态。

对正常人而言，有节奏、低强度、持续时间较长、心率保持在150次/分以下的运动多为有氧运动。常见的有氧运动包括散步、慢跑、滑冰、游泳、骑自行车、打太极拳、跳健身舞、跳绳、做韵律操等。

生命在于运动，有氧运动有利于健康。

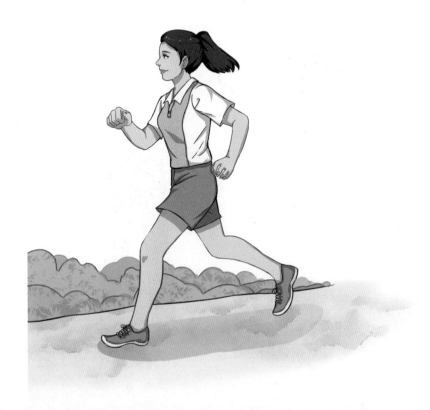

19.
距离产生美

　　距离产生美，说的是人们在审美过程中要把握好适当的距离，否则会影响和削弱审美效果。从心理学角度讲，人际交往同样也要把握好适当的距离，否则一段美好的感情就有可能遭遇危机。

　　在实际交往中，面对不同的交往对象应选择不同的人际距离。这里讲的人际距离是指在沟通交往时个体之间的空间距离。

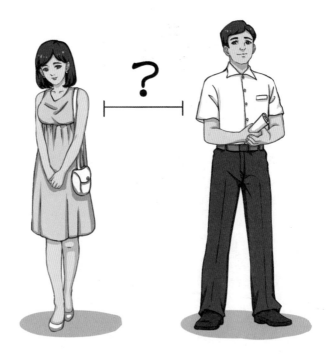

（1）亲密距离。一般为0～0.5米，这是亲人、夫妻、情侣之间的沟通交往距离。

（2）个人距离。一般为0.5～1.2米，多为朋友之间的沟通交往距离。在这种空间距离中，人们可以感知大量的身体语言信息。

（3）社交距离。一般为1.2～3.5米，是具有公开关系而非私人关系的个体之间的交往距离，如上下级、顾客与售货员、医生与病人之间的交往距离。

（4）公共距离。一般为3.5～7.5米，是在公共场合沟通时的人际距离。这时的人际沟通往往是单向的。

保持恰当的人际距离，是维护良好人际关系的空间需求，也是互相获得尊重和信任的基础。

20.
好人缘并非"乡人皆好之"

小张刚入职，满怀期望与憧憬。在工作中他不怕苦不怕累，在生活中他积极热心地帮助工友，从来不得罪人，即使别人做错了也不会批评别人，他总希望通过自己的努力获得大家的认可。然而，在单位评优选先时，他并不是得票最多的；在与工友的相处中，似乎也不是一个大家都喜欢的、有好人缘的人。他觉得很沮丧，不知道自己哪里做得不好。

小张怀揣着一种"乡人皆好之"的老好人心理，总希望周围的人称赞自己，也希望让每个人都满意。这样的"好"实质上是对拒绝、冲突、批评、愤怒等消极反应的畏惧，是追求完美、恐惧失败、缺乏安全感的心理表现。

要有好人缘，既要与人为善，也要坚持原则，不求"乡人皆好之"，也不要把自己的快乐建立在别人的看法和评价之上。保持平和的心态和足够的自信，不当老好人仍然会有人喜欢、欣赏和尊重，这样更容易真正体验到人际交往中的快乐与幸福。

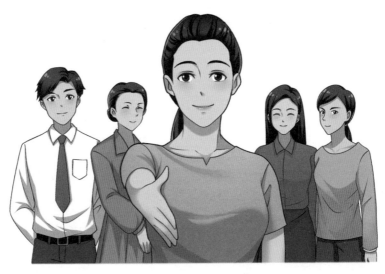

与人为善，坚持原则，轻松拥有好人缘

21.

倾听的魅力

　　"听"是心理咨询和治疗中一项很重要的技术，但它不是一般的听，而是倾听。倾听来访者的叙述是咨询师在会谈中最先做出的反应，是咨询师主动引导、积极思考、澄清问题、建立关系、参与帮助的过程。咨询师虽然处于听的位置，但这是一种主动的听，是参与式的倾听，其在咨询过程中的作用至关重要。在日常人际交往中，倾听也是建立良好人际关系的重要手段。倾听时需要注意以下几点：

　　倾听是一种主动、积极的行为。带着微笑倾听，可以营造轻松的沟通氛围；

　　倾听是尊重和接纳对方的表现，有利于进一步交流；

　　倾听时通过点头、微笑、注视、友好的坐姿等给予对方积极反馈，可增强对方表达的信心；

　　倾听要虚心，尽量理解对方的言语内容，不要轻易打断他人。

22.
表达的技巧

表达是将思维活动内容用语言、语音、语调、表情、动作等方式反映出来的一种行为。表达以交际、传播为目的，以物、事、情、理为内容，以语言为工具，以听者、读者为接收对象。

说话是对自己思想和感情的表达，是人际交流的最基本的方式之一。好的表达能使交流畅通，不好的表达则使交流受阻。表达时应该注意以下几点。

一是要选好话题。话题要有积极意义，要适合对方的知识范围、经验和当时的情绪状态，要能引起对方的共鸣。

二是语言要简练、通俗、生动，要得体、合时宜。

三是要善用敬语，对长者和上级要谦恭有礼。

四是要适当赞扬别人。发自内心的赞扬有助于形成融洽的交往气氛，强化自身的人际吸引力。但赞扬要真诚适度，否则让人感到虚伪。

23.
善用肢体语言

　　肢体语言是通过头、眼、颈、手、肘、臂等人体部位的协调活动来传达人的思想，形象地表情达意的一种沟通方式。人际交流中，肢体语言无所不在，不同的肢体语言表达不同的社交意义。

　　微笑。它内涵丰富，具有激发想象力和启迪智慧的力量，也是常见的表情动作。一般而言，微笑中往往洋溢着感人肺腑的真诚和善良。在顺境中，微笑是对成功的嘉奖；在逆境中，微笑是对创伤的抚慰。

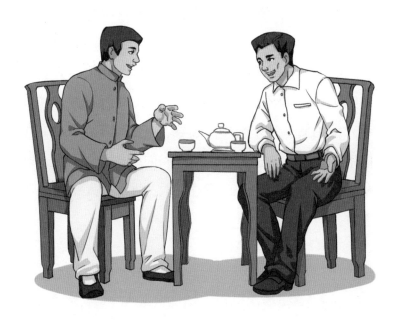

目光。正视表示尊重，斜视表示轻蔑；柔和、热诚的目光会流露出对别人的热情、赞许、鼓励和喜爱；呆滞的目光表现出对对方的话题不感兴趣或不信服；游移的目光则表现出内心的焦虑和束手无策；目光不定，会让人感觉心不在焉。

姿势。身体略微倾向对方，表示热情和感兴趣；微微欠身，表示谦恭有礼；身体后仰，显得轻视和傲慢；身体侧转或背向对方，表示厌恶反感、不屑一顾。

手势。摆手表示制止或否定；双手外推表示拒绝；双手外摊表示无可奈何；双臂外展表示阻拦；搔头皮或脖颈表示困惑；搓手和摸衣领表示紧张；拍脑袋表示自责或醒悟；竖起大拇指表示夸奖；伸出小指表示轻蔑。

同样的肢体动作，不同角色的人使用，其含义和给人的感觉不一样。朋友之间久别后重逢，拉拉手、拍拍肩，表示亲热；领导、长辈对下级和晚辈拉拉手、拍拍肩，通常表示赞许和鼓励；如果下级、晚辈随便与领导和长辈拉手拍肩，则易被人认为是不尊重。

24.

赞美也是一门学问

　　有位父亲很痛苦，向心理咨询师抱怨："我的女儿真是太糟糕了！学了近10年的小提琴，在比赛中从未拿过名次；数理化成绩都是班里的中下水平；记忆力也不好，今天学的单词明天就忘了；社交能力也差，在班上也不是同学老师最喜欢的……"

　　心理咨询师说："是的，如果我是您的女儿，听到这些评价，我也觉得自己非常糟糕。"

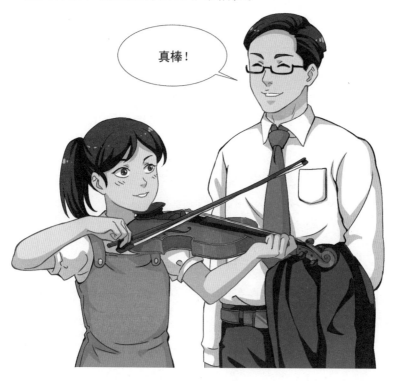

父亲忽略了对女儿的赞美，或许他没有真正发现孩子的美。美的东西在现实生活中有时会被忽略，值得人们警醒。

真诚地赞美他人，拂扫内心深处的尘埃，幸福才能像一粒种子，获得阳光、雨露，从心底破土长大，枝繁叶茂。

不断地发现美，并真诚地赞美，将给他人带来希望、力量和快乐，心理学家称之为"积极情绪"。积极情绪可以反作用于我们自身，帮助我们逐渐形成相互促进、螺旋式上升的良性人际关系。

25.
你的安慰让我幸福

每当生活遭遇逆境，体验到精神痛苦的时候，如面临亲人死亡、天灾人祸时，人们常常会得到他人的安慰，"想开一些""看远一些""看淡一些"，此类心理安慰方法不会改变现状，却可以缓解精神痛苦。这就是社会支持。

社会支持是指运用一定的物质和精神手段对处于困境的个体进行安抚帮助的行为过程。社会支持与健康关系密切，它在缓解心理压力、促进心理健康等方面具有重要作用。一般而言，可从三个方面评估当事人的社会支持情况。

　　一是客观的、实际的或可见的支持，如物质援助，以及社会网络、团体关系的有限存在与参与等。

　　二是主观体验到的情感上的支持，指个体受人尊重、被人理解的情感体验及其满意程度。它与个体的主观感受密切相关。

　　三是社会支持利用度，指个体对主、客观支持的感悟和利用程度。

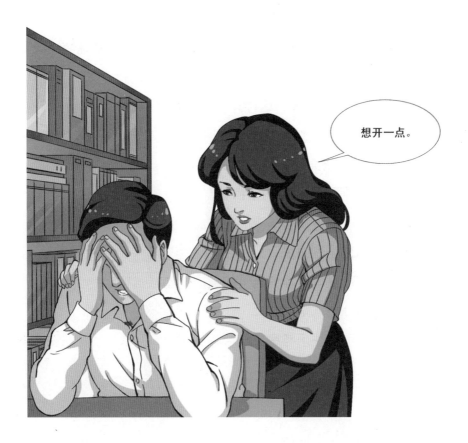

26.

真实的幸福，不竭的源泉

很多人认为幸福是拥有地位、金钱、健康、朋友、家人，或者生活在经济发达的国度。其实不然，心理学认为，幸福来自我们内心的体验，是一种积极美好的感受，通常受到遗传、外界环境、个人努力的影响。遗传是我们无法改变的，外界环境或许有时是我们可以改变的，而个人努力则是我们可以掌握的。

美国积极心理学家塞利格曼提出，真实的幸福是能享受当下所从事的事情，而且通过目前的行为可以获得更加满意的未来。这种真实的幸福可以让我们更健康、更聪明、更坚韧、更长寿，拥有更多的朋友，推动成功涡轮，成就美好人生，造就和谐社会。

如何获得真实的幸福呢？

（1）培养积极乐观的认知。

（2）识别愉悦。

（3）发现、体会当下的美。

（4）投入地生活。

（5）让快乐与意义结合。

27.
怎样睡得更好

睡眠是人的一种生理需要。睡眠的时间长短因人而异。所需睡眠时间也随人的年龄不同而不同：一般年龄越小，需要的睡眠时间越长；年龄越大，需要的睡眠时间越短。成人一般每天需要睡6～8小时。

人的睡眠也并非都是稳定的。若长时间睡眠不好，比如入睡困难、睡眠中易醒、早上过早醒来，并且影响白天的精神状态，感到头晕目眩、精力下降、注意力不集中时，应寻求专业人员帮助；若连续2～3天彻夜不眠，也建议寻求专业人员帮助。

在某些情况下，人可能连续好几天睡不安稳，一般不用担心，可以进行如下自我调整：

室内要安静整洁，空气清新，温度不宜过高；

睡眠要规律，早上不赖床，白天不多睡；

养成良好的睡眠习惯，定时起床，定时上床睡觉；

只有想睡时才上床，不将床作为办公、聊天场所；

晚饭以清淡、柔软的食物为好，不要吃得过饱；

睡前可以喝一杯热牛奶，或用温水洗澡、泡脚；

入睡前不喝浓茶或咖啡，不参加剧烈活动；

白天要有适当的体育运动，但睡前不宜运动过度；

必要时可在医生指导下短期、间断性地服用安眠药。

28.

要健康文明上网

现代网络方便、快捷，能拓展我们的知识面，给予我们遨游的空间，也给我们的生活带来了诸多便利。然而，网上的内容良莠不齐，过多地沉溺于网络虚拟世界，可能让我们脱离现实，荒废学业、工作，疏离亲人。更为严重者，长期沉迷网络游戏还可能导致精神障碍或诱发多种躯体疾病，甚至付出生命的代价。

2018年6月18日，世界卫生组织发布了第11版《国际疾病分类》(ICD-11)，正式认定了"游戏障碍"(Gaming Disorder)为一种精神障碍。在该标准中，游戏障碍的主要特征包括三方面：无法控制地打游戏；游戏成为生活中的优先选项；即使产生了负面影响，但仍然继续玩游戏。这些行为严重损害了个人、家庭、社会、教育、职场或其他领域。

如何适度、文明、安全、健康地上网是一个值得

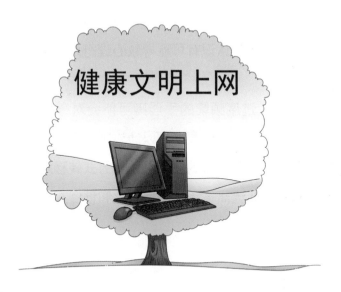

重视的话题。如果要上网，建议合理安排上网时间；采用积极、健康的方式上网，不浏览不传播低俗、不良信息；维护网络安全，不破坏网络秩序；自觉抵制虚假、反动、消极的网络内容。

29.
正确看待手淫

古人认为，精液是"天地之精气"，"一滴精，十滴血"，排出精液会丧元气，并认为手淫和遗精会使人精力耗尽而"肾亏"。

但现代医学认为，手淫是人类的一种正常生理活动，有时是缓解内心不安和焦躁烦闷的方法。偶尔手淫对身体和心理健康一般无害，但对手淫的极度担心、害怕、恐惧及错误认识有可能导致心理行为问题，影响生活质量。

　　当然，过度频繁的手淫则可能会对身体产生不良影响，所以手淫要适度。可以通过坚持运动锻炼、培养兴趣爱好、参加有益的社会活动等方式转移对手淫的渴望，特别是要远离黄色视频、图片和低俗文化的影响。

六、
促进社会和谐

1.

如何缓解孩子"作文焦虑"

孩子不会写作文，可能产生抵触、害怕心理，出现"作文焦虑"。要缓解"作文焦虑"，家长、教师需要培养孩子的作文兴趣，激发其写作文的热情和灵感，变"要我写"为"我要写"，让孩子感受到写作文是表达自己认识和情感的途径。同时，建议家长、教师做好以下几点：

（1）贴近生活，离现实近一些。引导孩子接触自然、接触社会，留心观察和分析周围的事物，养成观察和思考的习惯，并通过阅读扩大知识面，让孩子在写作文时有话可说，有内容可写。

（2）放宽界限，自由一些。鼓励选材多样化，写自己感触深的事，写自己的心里话。难忘的事，指的不是千篇一律"有意义的事"，而是自己的真实感受。平时训练性的小作文，如日记、随笔，可以尝试完全放开，怎么想就怎么写，真正做到"我笔写我口"，这样写作文就不再是难事而是乐事了。

（3）脚步放缓，耐心一些。有目的、有计划地练习从口头说、写片段，逐步做到具体、通顺地写出有中心、结构完整的作文。

（4）统筹规划，讲授作文写作方法。有针对性地讲授一定量的写作知识，让孩子感到写作文也是有规律的，并不是神秘莫测的。每次讲授的内容不要过多，所讲的写作要领要结合作文主题，不能大而空。

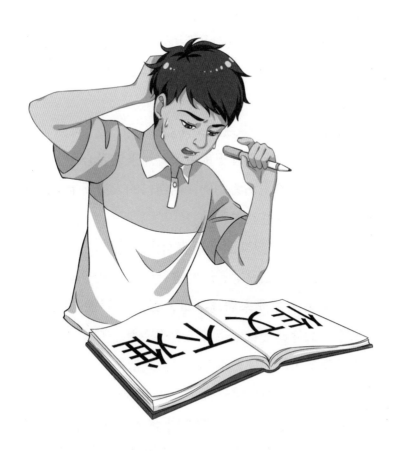

2.

遭受"网暴"之后的心理干预

　　网络已经成为当代人必备的生活工具，而随网络催生出来的网络暴力也给当事人带来了不可磨灭的痛苦，甚至给其家庭带来翻天覆地的伤害。2022年1月24日，一名青少年的离世给我们的心重重的一击。他在寻找亲生父母的过程中，遭受到不明事实的网友的口诛笔伐，没有被苦难压倒的他，最终倒在了"键盘侠"的网络暴力中。

　　那么，遭受网暴之后，怎样进行心理干预，以避免惨剧的发生呢？心理干预主要针对来访者心理上的困扰，首先应该给来访者明确，当自己的人身安全受到危害时，应当寻求警察的帮助。

　　明确之后，要判断来访者有无实施冲动行为的倾向，比如自伤、自杀等，及时进行心理危机干预。近年来，网络暴力致死率居高不下，因此，不能忽视其自杀风险。此外，应该倾听来访者的感受，了解网络暴力给来访者带来的心理影响。面对情绪低落、无助的来访者，应该及时进行情绪安抚。

　　在心理干预中，对认知的干预应该作为重点干预内容，重点在于改变来访者的认知方式，引导其客观理智看待"键盘侠"的网络评价，改变应对方式。

最后，合理用药可改善来访者的情绪及睡眠，增加心理干预的效果。

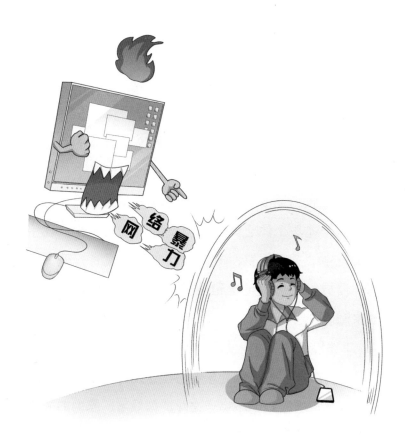

3.

亚文化与心理健康

　　亚文化，又称集体文化或副文化，是指与主文化相对应的那些非主流的、局部的文化现象。在如今信息媒介多种多样的时代背景下，亚文化现象更加突出，并且常常出现在青少年群体中，比如"丧"文化、"二次元"文化等。

　　不同于主流文化，亚文化的受众群体少，社会接受面窄，这一定程度上反映了所属文化群体的心理需求。社会心理学家麦克利兰提出三种需要理论，即成就需要、权力需要和亲和需要。其中，亲和需要的核心便是个体与个体之间的亲密友好关系。当个体在主流文化中缺乏归属感，缺少情绪宣泄方式时，亚文化群体便成为个体满足亲和需要、寻求归属感和认同感的来源。

　　同时，不良的亚文化也会荼毒个体的心理健康，尤其是青少年。青少年处于身心快速发展的时期，判断力尚不足，当接触到不良亚文化，如炫富、暴力血腥漫画等，难免会受其影响，甚至沉迷其中。

　　因此，面对这些不良的亚文化时，我们需要学会辨别，保持理智的头脑。在日常的生活中，学会合理地宣泄情绪，全面地认识自我、评估自我，必要时寻求心理帮助，不让不良的亚文化侵袭我们的生活。

4.
营造良好的人际关系

　　人际关系是人与人相互交往过程中形成的关系。人生不同的发展阶段会形成不同的人际关系网络。整体上看，人际关系有三类：一是以感情为基础的关系，包括亲情、友情和爱情等；二是以利益为基础的关系；三是陌生关系。上述三种人际关系难以绝对分开。

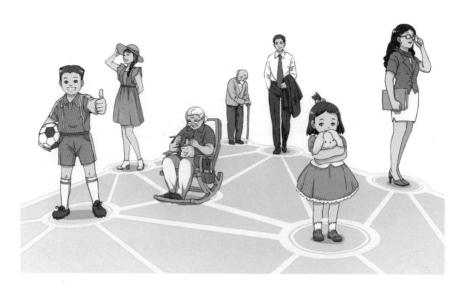

在现实生活中，打造良好的人际关系有助于身心健康。建立人际关系时，可以尝试把握以下原则：

（1）相互原则，即彼此相互重视和支持。

（2）交换原则，即互惠互利。只有交往的双方都能从交往中获得满足，良好的人际关系才能建立和维系。

（3）自我保护原则，即对认同、接纳、肯定自己的人，投以肯定与支持，而对否定自己价值的人则予以疏远。

（4）平等原则，即在人际交往过程中保持人格平等。

（5）相容原则，即强调相互包涵、宽容及忍让。

（6）守信原则，即在交往中彼此诚实、互守诺言。

5.
如何与人沟通交流

与人沟通是人类的天性，需要一定的技巧，顺畅的沟通能让你在工作与生活中都得心应手。

真诚。如果你带着假意与别人沟通，那么回报给你的，最终也只能是假意。任何沟通技巧，都取代不了你的真心。

尊重。学会尊重对方，接纳他人不同于自己的观点。

倾听。耐心、认真倾听对方说话，让对方从容表达，不急于打断他人的表达。

此外，沟通交流要有明确的目的，要明确沟通的对象，选择适合双方的时间、地点、方式。不过分追求沟通的外在形式，不采用低级庸俗的沟通方式。

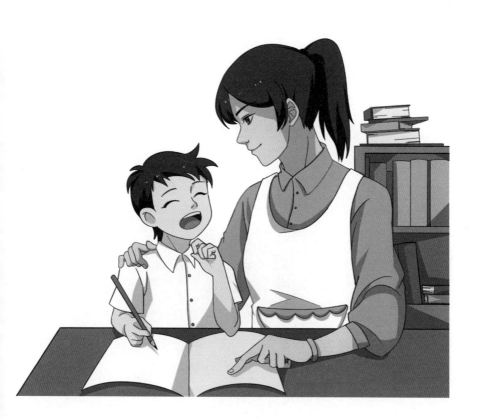

6.
赠人玫瑰，手留余香

如果你赠予别人一束玫瑰，你的手上，仍然会留有余香。在人际交往中，善待他人，自己也会赢得信任，收获幸福。

善意的行为，能够提升人的幸福感。有研究发现，一个人每周做五件善事，持续一段时间后，他会变得更加快乐，也更有成就感。这是因为当你帮助别人的时候，你会感到很自豪，这种自豪又激发了你的积极情绪，以至于你在生活中持续表现出助人行为；同样，受助者也会因为你的好意而心存感激，这种感激同样会激

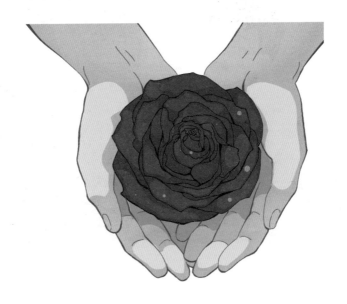

发他的积极情绪，让他也回报你或社会。如果人人相互善待，整个社会将充满爱，积极情绪的蝴蝶效应就会日渐明显。

对他人友善，自己会变得大方、能干，也会赢得别人的微笑、赞赏和善意的回报。珍爱他人，奉献社会，幸福自己，努力做一个对社会、对他人有利，也不辜负自己的人。

7.

独乐乐不如众乐乐

人是社会性动物，每个人都需要与他人建立亲密、可信赖的人际关系，与人成为亲人、爱人、朋友、同事等。当你与他人在一起的时候，你可以从中收获你所需要的知识、自信、活力、乐观等，这些益处使你的生活丰富多彩。

学会让你和身边的世界共同成长，走向美好，这样你才更好。快乐也一样，仅仅一个人的快乐不如大家一起的快乐来得深刻。把你的痛苦与人分享，你的痛苦将会减少一半；把你的快乐与人分享，你的快乐将增加一倍。分享快乐不会让自己受到损失，却能让这个世界充满温情；有了快乐不去分享，快乐也不会长久。

自己是一团火，就要想办法去温暖他人；自己是一轮明月，就要想办法给夜行人送去清辉。与人共享快乐，你会更加快乐！

一枝独秀是秀美，万紫千红才是春。打开你的心灵，真诚地与他人分享快乐吧！

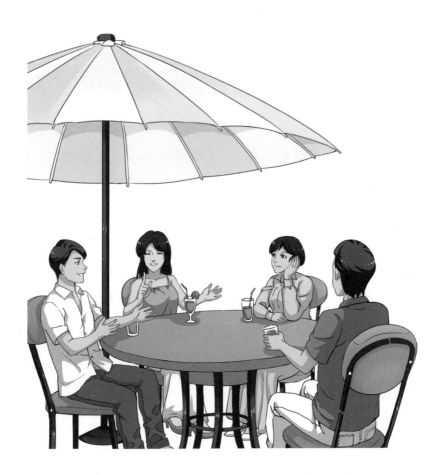

8.
信任与合作

在物竞天择的背景下，我们的祖先面对凶猛无比的野兽，知道自己的齿不够利、爪不够坚、力不够大，所以他们学会了用石块、木棒、弓箭等武器来保护自己、消灭敌人，特别是学会了团队合作。

团队合作的核心是相互信任。我们的祖先有"把背后交给最信任的你"的勇气，也有"把背后交给我"的担当。正是信任与合作使我们的祖先成了真正无敌于天下的"地球之王"。

在现实生活中，不宜仅仅从个人需求出发，以一己之力和一时之功去行事。我们可以换一种思维方式，真心诚意地和他人合作，尝试从内心深处相信他人，也许生活会更加美好。

信任他人是一种美德；学会与人合作是一种能力，更是一种智慧。

9.
职场沟通小技巧

职场关系紧张在职场中并不少见，不良的职场关系使人的心理能量被损耗，影响工作状态及日常生活。

好的职场关系能够使我们在工作中保持稳定的情绪，提升工作效率。处理职场人际关系可以尝试以下几点：

（1）主动接触。人际关系只有通过人与人的实际接触才能得到改善、培养与发展。当工作进入稳定期时，接触到的人都是有限的，想要拓宽人际圈子就要充分发挥自己的主动性。人与人之间的善意是相互的，主动对人友好、表达善意能让人感到被尊重，从好的动机出发，主动交谈。

（2）学会角色转换和换位思考。试着转换角色，站在对方的立场考虑问题，自己所想的有时并不能同时满足双方的需要。合理安排工作和生活，把工作与生活分开，卸下个人情绪好好工作，放下工作情绪投入生活，情绪的稳定利于人际关系的和谐。

（3）表达自我，优势互补。每个人的生活经历、身份角色、思考问题的方式不同，每个人都有自己独特的考量。敢于袒露自己知道而别人不知道的事情，将自己的观点提出并讨论；善于倾听别人知道而自己不知道的事，尊重他人意见，相互学习和探讨，共同进步成长。赞美他人的优点，客观看待自己的缺点，取长补短。

10.
打破自己的界限

　　想要内心强大，不妨试着从提高自我效能感入手，相信自己的力量。自我效能感指的是个体对于自身能力的把握和评估，对自己是否能够应对某一任务的预测和判断。自我效能感是一种信念，体现了对成功的渴望。困境有时并不来自现实，而是自己给自己划的界限。自我效能感的提高能帮助我们打破界限，激发潜能。

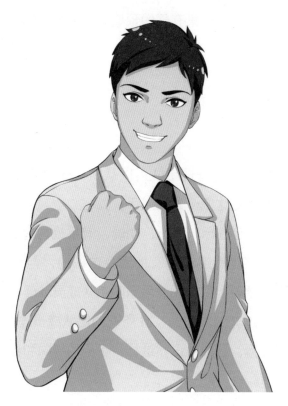

为提高自我效能感，我们建议您这样做：

（1）积累成功的经验。从小事开始，从熟悉的领域开始，利用一个又一个的"小成功"来鼓舞自己，逐渐改善归因方式。

（2）发现身边的榜样。向榜样学习，总结经验，并以此激励自己。

（3）寻找正向言语支持。交积极乐观的朋友，读有意义的好书，看积极正向的视频。

（4）保持良好的生理和情感状态。身体健康、情感愉悦更容易对未来有好的预期，从锻炼身体、为自己建立良好的情感环境开始。

11.

高效管理 1+1>2

想要高效管理团队可以从定目标、理顺事、激发人、立规矩这四个方面入手：

（1）定目标。清晰、明确、有挑战性的目标能够反映管理者是有追求、有能力且自信的，能够提高团队的竞争能力。目标明确后需向团队成员准确、清楚地传达，通过充分地沟通，让所有的团队成员理解、接受、认同目标，达成共识。这样，目标的导向和激励作用才能发挥。

（2）理顺事。根据团队的目标和任务，对工作内容、岗位职责、业务流程进行梳理，通过合理分工和优化流程，使各项工作有序、高效、高质量地进行。优化工作流程，去掉不必要的环节，改进工作方法，运用现代化管理手段来提高生产力。一个团队的力量绝不是个体力量的简单总和，通过结构的调整，能够产生巨大的能量。

（3）激发人。要从人的内心真正激发他的愿望和动力。让每一个团队成员感到工作的过程是顺畅的，遇到困难是可以克服的，工作是有成效和成果的，自己是不断成长的、有价值的。

（4）立规矩。无规矩不成方圆，打造一支令行禁止的、有纪律的队伍，是圆满完成任务的重要保证。

12.
突发灾害事件中的心理救援

各种灾害事件一直伴随人类左右，如洪水、地震、火灾、传染病、建筑物倒塌、意外爆炸和塌方等。这些事件往往突然发生，影响范围广，难以预测，具有突发性、群体性、复杂性、破坏性的特点，有很强的公众效应，如美国"9·11"事件、印度洋海啸与伊拉克恐怖爆炸等。2020年1月，世界卫生组织（WHO）将新型冠状病毒肺炎疫情列为国际关注的突发公共卫生事件，当时我国31个省区市启动了重大突发公共卫生事件一级响应。这些突发灾害事件给我们带来了巨大的痛苦、焦虑和恐慌。为了应对灾害事件，减少心理损伤，提供心理救援很有必要。灾害事件中人们常见以下身心反应：

（1）认知：高估危险性、灾难化结果，低估个人应对能力等。

（2）情绪：害怕、恐惧、内疚、后悔、担心、警惕、敏感、无助、闪回、愤怒、麻木等。

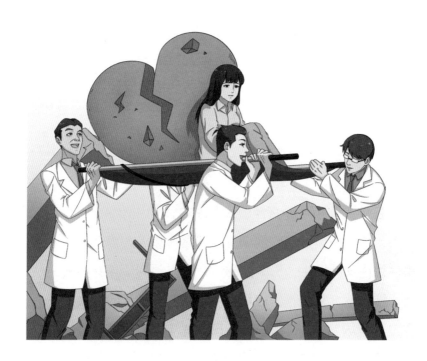

（3）行为：过度查看信息、反复检查；回避与他人交流、卧床等。

（4）生理：呼吸急迫、心跳加速、失眠、心慌、出汗和燥热，甚至产生濒死感、晕厥等。

这一系列身心反应会降低应激状态中的人们的应对能力。心理救援是对遭受创伤而需要支援的人（通常是灾害事件的经历者、目击者、受灾群众的亲属、参与救援人员等）提供人道性质的支持，减少痛苦，满足当前的需要，以期重新回归正常生活轨道。具体的做法如下：

（1）确保安全。①消除或减少受到伤害的威胁；②帮助应激状态中的人们满足粮食、水、住房等物质方面的基本需要；③帮助获得紧急医疗护理；④提供身体和情感上的安慰。

（2）恢复平静。①稳定那些不知所措或迷失方向的人；②倾听希望诉说自己故事和情感的人，不要强迫他们说话；③提供关于救援工作的准确信息，帮助幸存者了解情况；④提供关于应对压力的简易方法，如放松训练、身体链接法等；⑤当他们表达恐惧或担忧时，提醒对方更多的救助和服务正在进行中。

（3）加强连接。①帮助联系朋友和亲人，与支持人员（朋友、家人或社区资源）建立联系；②让家人团聚，尽可能让孩子与父母或其他近亲在一起；③提供信息，引导人们使用现有的服务，将人们与可用的服务联系起来；④向人们提供实际帮助，以解决眼前的需要和关切；⑤尊重性别、年龄和家庭结构文化的个体差异性。

（4）提升效能。①协助决策，帮助他们把问题排序并解决问题；②在应对危机事件中，提升自我适应社会生活的能力，重新找到新的生活平衡点。

（5）重建希望。重燃可以好起来的希望，相信自己有足够的力量，应对今后的挑战。学会主动寻求社会支持，如必要时寻找专业帮助等。

对上述心理救援科普知识的了解，能帮助我们更好地尊重、理解受创伤人员的情感，不过度干扰，自觉保护他们的隐私，提供实际帮助，陪伴支持等。同时，我们也应正确看待小概率的灾难事件，避免过度关注灾难事件的负面报道，保持积极乐观的态度，常态作息与生活。

13.
精神障碍患者的就医权

在外打工两年的大姚，一天突然只身返回老家，称工作太累要回家休息。可回到家半年，大姚几乎不和他人来往，也很少跟家人说话，常常发呆，有时对着空气说话，有时喃喃自语，反应迟钝。一天，村里几个邻居到他家里串门，他突然冲出来大骂，说邻居居心叵测、设局背地里陷害他，并拿起凳子朝着邻居追打。幸亏家人及时制止，邻居们才未受伤。看到大姚异常的举动，家人怀疑大姚精神有问题，让他去医院，可他并不认为自己有病，怎么劝也不去。

像大姚这样，家人可以送他去精神科看病吗？这个案例涉及疑似精神障碍患者的就医问题。疑似精神障碍患者是否要就医诊断？谁有权力送疑似精神障碍患者就医？

《中华人民共和国精神卫生法》第三章第二十七条规定：精神障碍的诊断应当以精神健康状况为依据。除法律另有规定外，不得违背本人意志进行确定其是否患有精神障碍的医学检查。

在第二十八条中，《精神卫生法》对疑似精神障碍患者送治权的规定主要分为三种情况：

第一，除个人自行到医疗机构进行精神障碍诊断外，疑似精神障碍患者的近亲属可以将其送往医疗机构进行精神障碍诊断。

第二，对查找不到近亲属的流浪乞讨的疑似精神障碍患者，由当地民政等有关部门按照职责分工，帮助送往医疗机构进行精神障碍诊断。

　　第三，对于疑似精神障碍患者发生伤害自身、危害他人安全的行为，或者有伤害自身、危害他人安全的危险的，其近亲属、所在单位、当地公安机关应当立即采取措施予以制止，并将其送往医疗机构进行精神障碍诊断。

　　因此，大姚的情况符合上述第三种情况，近亲属、所在单位、当地公安机关有权将其送往医疗机构进行精神障碍诊断。

强制治疗

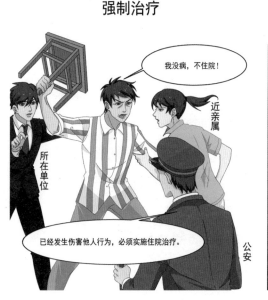

自愿治疗

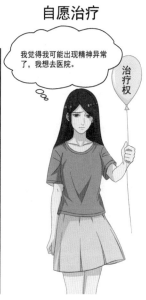

14.
严重精神障碍的管理

　　康康大学毕业后顺利在深圳一家公司找到了工作，成为一名工程设计师。专业吃香，薪水丰厚，康康对工作也是兢兢业业。然而两年后，他变得非常敏感，总觉得同事们的一举一动都是在针对自己、议论自己，连同事的咳嗽也被他认为是对自己的不满。康康甚至怀疑自己的手机、电脑也被嵌入了监听程序，怀疑是同事和网上的一些黑客联手偷窃自己的设计方案。慢慢地，他感觉路上的陌生人吐口水也是针对自己，同事潜伏在陌生人当中随时跟踪自己的去向。为此，他感到越来越紧张、害怕，最后报警。经过警察的一番调查，发现康康说的事情并不存在，后联系康康的家人，并由家人带到了精神卫生医疗机构，最终诊断"精神分裂症"。

　　经过系统的治疗，康康的精神状态得以恢复。出院前，主管医师告知康康及家人，康康的诊断、用药、联系人电话等信息需要录入国家严重精神障碍信息系统，并建议他们参加社区管理治疗服务。康康和家人不禁顾虑起来：医院把自己的信息传到网上系统、转到社区后，周围的人会不会知道自己的疾病？对今后的生活、工作会不会有些不好的影响？

　　主管医师非常理解他们的顾虑，告诉他们：

　　（1）综合长程治疗：精神障碍患者的治疗是综合的、长程的，甚至少数患者需要终身治疗，所以不能仅仅满足于医疗机构的救治，还需要社区的防治。规律服药对严重精神障碍患者的预后至关重要，以精神分裂症为例，中断药物治疗者的复发风险是持续药物治疗者的5倍。《精神分裂症防治指南》（第二版）中提到，第一次发作的精神分裂症患者有60%服药依从性差，74%的患者在用药的一年半内中断药物治疗。患者接受社区精防工作人员定期的随访、服药督促，有助于提高其规律服药率。

　　（2）法制化管理：精神疾病防治基于医院药物治疗为主，融入公共卫生体系，并纳入法制化管理。2018年，我国实施《严重精神障碍管理治疗工作规范》，要求精神卫生医疗机构对确诊的严重精神障碍患者，填写严重精神障碍患者报告卡，录入信息系统。并规定，综合管理小组、关爱帮扶小组协同随访患者，共同开展严重精神障碍患者日常筛查和登记，交换患者信息，全面了解辖区内在册患者和家庭的基本情况，解决患者管理、治疗、康复和生活中的难题。工作中要注意保护患者个人隐私，避免将信息泄露给无关人员。

　　（3）服务对象：精神分裂症、分裂情感性障碍、偏执性精神病、双相（情感）障碍、癫痫所致精神障碍、精神发育迟滞伴发精神障碍等六种严重精神障碍的确诊患者。符合《中华人民共和国精神卫生法》第三十条第二款第二项情形并经诊断、病情评估为严重精神障碍患者，不限于上述六种疾病。

经主管医师的介绍，康康和家人了解到，依据国家《严重精神障碍管理治疗工作规范》规定，符合条件的严重精神障碍患者的相关信息需要录入相关信息系统，该系统的有关信息是保密的。另外，如同意参加社区服务管理者，可接受基层精防人员的随访服务，减少疾病的复发风险。

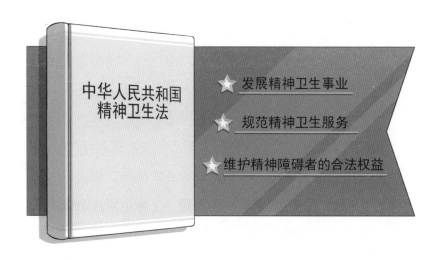